Beautiful Life

Beautiful Life

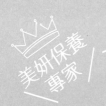

美妍保養專家

教你**偷偷變美**的

醫美⁺

小心機

3大關鍵問題✕**13**種熱門微整✕**7**種變身手術
術後保養法，打造無痕自然美！

醫美諮詢人氣講師、美妍保養專家

沈予希——著

【推薦序】

全面性的「醫美地圖」，
指引美麗的方向

前馬偕紀念醫院皮膚科主治醫師
聖緹雅醫美皮膚科診所院長　黃政傑

（黃政傑）

　　我之所以認識本書作者——沈予希，是因為她的先生是我大學同學，他們結婚時我還是他們的伴郎。她是我認識的人當中，最積極充實自我的人了；除了有美容保養及醫美諮詢課程講師的豐富經驗外，還紮紮實實地唸完中醫系、精通針灸和芳療，並有多年經營保養品牌的經驗。

　　今年七月分，她又要去中國唸書深造了。每次與她交談，都會讓我獲益匪淺。畢竟，許多皮膚疾病都是原因不明，可以治療卻無法斷根、常會反覆發作。除了透過正常醫療，還須皮膚保養與醫學美容等層面雙管齊下。

　　在西醫偶爾感覺無力可施的情況下，必須配合很多其他療法（如自然療法、中醫、替代療法等），提供更全面性的治療。所以，當她出書邀請我審定推薦時，我感覺十分榮幸。她不但是我的益友，也是良師。

　　本書以深入淺出的文筆，相當平實地站在沒有接觸過醫學美容的消費者觀點出發。從一開始如何選擇診所、醫師；剖析目前市面上常見的

光療、微整、手術以及居家保養，可以說是相當全面地為了迷途在醫美叢林中的新手，畫了一張完整而清晰的地圖。

當然，在這張「醫美地圖」上很多指標是給予一個方向而不是確切的地址。畢竟，在每一個人接觸醫美的過程中，從本身膚質（體質）、醫師、診所、選用產品、手術形式、術後衛教及照顧等，每一個環節都有很多的變數，並沒有一個放諸四海皆可的標準可以遵循。

想要減少自己的錯誤嘗試，除了幸運地遇到一位良好的醫師之外，自己多做功課（例如閱讀本書）也是很重要的。

現在臺灣的醫學美容相當發達，但是因為市場近趨飽和，加上醫療本身的資訊不對等，難免會有「供給創造需求」的可能性。書中提到的很多觀念，我十分贊同，希望消費者在變美的**過程中，也能盡量以自然、不躁進為原則。**

而且，選診所或醫師跟選擇保養品是一樣的，在遵循某些原則與方向之後，還是必須試用一段時間，才能知道這位醫師（或保養品）到底適不適合自己。

價格或許是一個考量因素，但一味地追求低價、羊毛出在羊身上，到後來犧牲掉的還是整體的醫療品質。書中提到很多因小失大的例子，都是我常看到的實例，有些情節還更為嚴重。

最後，還是要提醒所有想要變美的讀者，「醫學美容」仍然是「醫療行為」，而不是「商業買賣」。只要是醫療行為，就會存在不確定性和一定的風險。這種不確定性，除了反應在每個人對同一種治療的效果差異外，也體現在可能出現的副作用機率上。

　　很多人一心只想到變美的結果，對於醫師所講到的副作用卻都充耳不聞；一旦發生副作用的時候，心理上就無法接受。所以，對於恢復期或副作用的忍受度較低的人，一定要記得在術前和醫師有充分的溝通，確定醫師了解自己的狀況後，再進行治療喔！

【推薦序】

站在你的立場，
解決醫美所有疑問

化妝品配方專家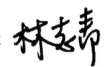

（林志青）

　　滿街的醫美診所，提供著琳瑯滿目的服務，實在令人眼花撩亂。許多人都知道一個成功的醫美可以讓你上天堂，但失敗的醫美可是會讓人痛苦到下地獄。雖然大家都知道做醫美前要懂得「停看聽」，仔細慎選評估，但有多少人懂得正確選擇呢？

　　相信有不少人都是聽親朋好友的推薦居多，但如果他們只是一開始碰運氣、矇對了，這樣風險不是很高嗎？

　　此外，千萬別以為醫美只是女生的事，現在很多男生也對醫美非常感興趣。但是我看過許多男生完全不事先做功課，全只聽從家人朋友的推薦，就走進診所做醫美。問他做了哪些療程？通常就只會得到很簡單的答案，但細問具體內容總是得到「不清楚」或「不了解」的回答。

　　多數人都抱持著：反正是醫生或家人朋友推薦就去做吧！卻不去想自己到底需不需要、術後怎麼保養，進而提高了醫美的失敗風險。

雖然，市面上已經有很多關於醫美怎麼尋找一個可靠的醫院或醫生，但大多數是屬於藝人或素人的分享，難免在觀念上會有些許誤解；不然就是專業醫生寫的內容，專業名詞太多、較為艱澀難懂，令一般消費者沒耐心閱讀。

本書作者沈予希老師，**文字說明就像和朋友聊天一般、讀來親切易懂，站在讀者的角度仔細地介紹醫美項目。**閱讀時，彷彿就能想像到沈老師親自帶你走進醫美診所裡，現身說法一一跟你講解說明，不只親切貼心、還能零負擔地了解關鍵資訊。

而且書中不單單只是在講醫美好的一面，還清楚地跟你講解可能會遇到的情況及真相，並提醒讀者術後該怎麼做才可以事半功倍。

很榮幸可以獲邀撰寫推薦序，比大家更幸運地提早讀到這本書，我也因此獲益良多。例如，書中提到要注射玻尿酸療程也是要注意季節，這就不是化妝品配方師所能理解的事了，經過沈老師的講解，我才恍然大悟，喔～原來是這麼一回事啊！

書中也有很多**醫病溝通模擬情境的 Q&A，整理出大多數消費者想問及該問的問題，**並示範教你該怎麼問、應該注意那些細節。

正如這本書的書名：《美妍保養專家 教你偷偷變美的醫美小心機》，看完之後，你不再需要到處向朋友詢問，弄得大家都知道你要去做醫美。畢竟，做醫美這件事其實是很私密的，如果能在不動聲色下，讓大家在不經意的情況感覺你變美、變得更有自信了，似乎是一件非常開心的事。

書中有更多進行醫美前、做完醫美後必須知道的內容，就等各位讀者來發掘了。文末便預祝大家：女的美、男的帥！我誠摯地推薦大家這本好書。

變美前，一定要讀的醫美聖經！

知名歌手 王思佳
Sophia

（王思佳）

在這個醫學發達、愛美至上的時代，整形已不再是個打死不認的祕密了！而且在琳瑯滿目、選擇眾多的情況之下，如何在有限的預算中幫自己「升級」，就是一門大學問了。

很多人都聽過有人說別人是「整形鬼」，整得好就能像 Angelababy；但整不好才會變成「鬼」吧！我個人認為適度的調整是加分的！但如何選擇及照護術後，好像就要看個人的造化了。

幸運點的人，若本身底子不錯、又遇到好醫生，那簡直是人生勝利組了。但事實是，並不是每個人都能具備這樣的好條件跟好運氣。

現在很多糾紛都源自於醫生和消費者的認知不同，所以這本書就要教大家**先有基本的認知，了解自己、認識產品，才能夠逆齡生長、偷偷變美**。美的讓人覺得錢花的值得、生活得到改善！而且不只是女性，任何想變美的人都請拜讀此本聖經，不僅少走冤枉路，還可遙遙領先其他人哦！

【推薦序】

先從小小的變美開始吧！

知名藝人 炎亞綸誠懇推薦

（炎亞綸）

　　各式各樣形形色色的美容資訊，琳琅滿目地令人頭暈目眩，卻始終在這個愛美的時代引起最大的關注。「愛美就是任性」，沒有人會對能讓自己更接近美好的事情說「不」！

　　然而哪些資訊真的能幫助到你，讓魚尾紋消失、使法令紋「聞風喪膽」？在這本書裡，能一次滿足你最想要而且最有根據的醫美資訊。**別害怕讓自己更美，你會發現有些時候變美只是生活中小小的改變而已！**

　　娛樂圈的工作時常超時、超量，尤其遇到坐飛機的交通日時，更是對皮膚最人的考驗。飛機的艙壓會讓機上的乾燥程度可說比撒哈拉沙漠更乾，對於任何重視保養的人來說，無疑是個嚴峻的考驗。因此我很需要專業的角度，來協助我適應這樣的工作內容。

　　而本書作者沈予希的保養背景、豐富授課經驗，以及擔任專科醫師的丈夫，都讓她的論點和經驗更客觀且豐富。我時常詢問她的意見，不管你是何種性質的膚質，乾燥、油性、敏感、抑或陰晴不定的肌膚，絕對能由此書中受益。我相信她對於美的要求，你也能相信！

化身美麗天鵝的關鍵——術後保養

醫美諮詢課程學員
醫美諮詢師　黃彤兒

（黃彤兒）

以前，我對於醫美的認識都來自於報章雜誌及電視，就只有片面了解，可是上了沈老師的醫美諮詢課程後，讓我對於醫美有了更多的了解以及知識，也因此更愛這個行業了。

像是以前我認為很多醫美手術、雷射，只要做一次就好，結果沒想到還是要分很多次療程的。**做完醫美後其實不代表真的完成了，因為術後保養是不容小覷的**。雖然，許多保養的步驟確實有點麻煩，但是必須做好完善的保養才算是成功。

有些人根本不了解手術的內容，只聽取了醫生的建議就決定執行，我們在做任何微整或手術前，應跟醫生討論、評估是否能做，也應當了解相關的安全性、和自己適合與否……。畢竟，新聞上出現過太多整形失敗的例子，所以一定要找合格的醫生及診所。另外，某些小小的微整形竟有分季節施打、效果會更好，也是我上了課程後才知曉。

醫美能讓許多人從醜小鴨變天鵝，但是卻也有不少失敗的例子。因此在讓自己「偷偷變美」前，先透過這本書裡的專業知識及實際的術後保養建議，才能有助於想接觸醫美的消費者或醫美產業相關人員。

【作者序】

醫美成功關鍵，
就在醫師來不及說的術後保養

老實說，要著手寫這本書，其實我掙扎了很久。倒不是因為會因此揭露業界績效或相關祕密，而是這樣的內容到底可以對多少人產生幫助？這是我深度思考的問題。

現今市面上許多琳瑯滿目的醫美廣告，讓許多人被催眠似地、誤以為只要花錢就能夠馬上變美麗，就像買保養品一樣的輕鬆簡單。但是，他們完全沒想過**醫美是一種醫療行為**，更別說深入評估過會有什麼可能性的風險了。

我常常看到消費者，覺得花了錢、做了醫美的項目，就認為自己應該一覺醒來就會變成美麗的天鵝。卻不知道，其實「醫美」只能幫到自己前半段，後半段的照護跟維持，還是得靠自己的努力！

事實上有更多的人，從一開始，就無法判斷諮詢師推薦的醫美項目適不適合自己；或是遇到剛執行醫美、經驗值不足的醫師，提供不適合自己的項目時，卻毫無所覺……，老實說，如果消費者沒有具備基礎的

判斷能力，當然不知道如何拒絕。可想而知，醫美診所的糾紛愈來愈多，自然不在話下。

雖然，醫美是個醫療行為，但是不代表我們就應該認為「診所」就代表絕對的專業，卻不主動了解、溝通，而把自己暴露在這些美麗包裝後的風險之下。

因此，我希望透過這本書的內容：**術前選擇診所及醫師、諮詢時你應該如何問出關鍵問題、如何了解適合自己的醫美項目、術後正確的保養等實用的建議**，可以真正的幫助到愛美的女性或男性，讓醫美協助他們真的變美、變得更有自信。

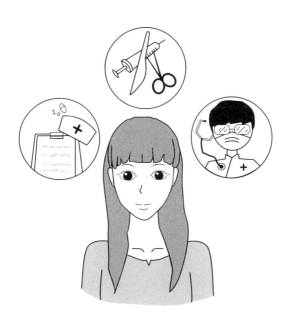

▲ 醫美是種醫療行為，多了解相關資訊才能避免風險。

此外，藉由這本書也可以讓想要進這個行業的諮詢師，真正明白消費者需要什麼、以及需具備怎樣的專業知識，進而提升自己的專業。

這幾年，我在進行醫美諮詢師的教學時，看到許多人想要從事這個行業，卻對醫學美容一知半解，甚至完全不明白。也在醫美診所看到**許多愛美的女性或男性，因為不夠清楚醫療內容，選錯了自己需要的項目。或是沒有照護好自己做完醫學美容後的狀態，而沒辦法達到自己原先心中期待的面貌。**

身為一個專業醫美諮詢師，如果連診所提供的醫美項目都不熟悉，就像跟賣保險的從業人員一樣，不懂自己公司所銷售的保險契約內容，要怎樣為顧客服務？更何況是進一步讓顧客感到信賴？

我深深地相信，先有專業才能有好的服務。

我常常問這些來上醫美諮詢師課程的學員：「為什麼你們想來學這門課？想進入這行業？」最常聽到的回答是：「喜歡美這個行業！」、「覺得可以讓別人變美變開心，自己又可以賺錢，是很好的行業！」等諸如此類的回答。

通常我下一句會問他們：「你們覺得醫美有沒有風險？當發生醫療糾紛或意外的時候，你們會怎麼辦？」

通常問完這個問題時，學員們多半都是回答不出來的，因為他們根本沒有想過「醫美是一種醫療，而不是單純的一種美容方式」。

接著，我會再丟出一個問題，挑戰學員們的價值觀：「如果你們的顧客明明不需要這些療程，而診所老闆要你們交出業績，你們會怎麼做？」通常全場學員都會鴉雀無聲。

太多人不知道自己想要什麼、可以帶給別人什麼；醫師建議給顧客的醫美項目，到底是不是對方所需要的？做了這些項目，是否能為對方的生活帶來更美好的生活品質，或是這是不是對方能力範圍可以負擔的？這些問題，都是屬於醫美諮詢師應該要幫顧客思考的層面，而不能只有看到業績的部分。

這也是為什麼，我願意一直在相關的醫美協會幫這些學員上課的最大原因了。

我深深地期待，透過這本書可以**傳達正確的醫美術後衛教與保養**，宣導到像大家都知道維他命 C 可以美白，葡萄醣胺可以增加關節軟骨潤滑等耳熟能詳的功能。

至少我們開始了第一步，努力傳播正確的訊息，進而幫助更多想要進行醫美的民眾，並減少糾紛與降低不必要的風險，那麼，我出這本書的目標就足以欣慰。

目錄 CONTENTS

004 | 推薦序 | 全面性的「醫美地圖」，指引美麗的方向／黃政傑

007 | 推薦序 | 站在你的立場，解決醫美所有疑問／林志青

009 | 推薦序 | 變美前，一定要讀的醫美聖經！／王思佳

010 | 推薦序 | 先從小小的變美開始吧！／炎亞綸

011 | 推薦序 | 化身美麗天鵝的關鍵——術後保養／黃彤兒

012 | 作者序 | 醫美成功關鍵，就在醫師來不及說的術後保養

PART 1

偷偷變美前，這些事得知道

022 | 如何決定哪個醫美中心最適合自己？

關鍵 判斷合格的醫美診所、醫師及相關醫事人員。

方法 利用政府官方網站查詢相關規定及合格醫事人員名單；小心三大危險徵兆。

028 | 選定好醫師，醫美煩惱少一半！

關鍵 選對醫師、了解訓練證書的真正含義。

方法 檢視醫師證書比選科別更重要；留意原廠訓練的種子醫師。

034 | 肉毒、玻尿酸、雷射……適合的季節大不同！

關鍵 破除熱門微整形的常見迷思，根據項目選對季節、效果更加倍。

方法 玻尿酸重保溼；肉毒桿菌強調施打時間；雷射光療防晒最重要。

PART 2

关于雷射、注射等热门微整，这样保养、效果加倍

PART 2

關於雷射、注射等熱門微整，這樣保養、效果加倍

040 | 雷射美白不能過頭　　淨膚雷射

症狀　毛孔粗大、雀斑、暗沉肌膚。

功效　縮小毛孔，促進膠原蛋白增生，淡疤，淡斑，調節肌膚油脂分泌。

047 | 飛梭雷射，還我漂漂拳

症狀　月球表面（凹凸不平）的肌膚、毛孔粗大、老化皮膚。

功效　刺激纖維母細胞與膠原蛋白增生，除痘疤、疤痕、縮小毛孔等。

053 | 完美改善膚質的雷射全餐　　脈衝光

症狀　膚色暗沉及不均、黑斑、肌膚鬆弛、細紋、毛孔粗大、痘疤、血管擴張等。

功效　回春除皺、除斑、緊緻肌膚等。

058 | 鉺雅鉻雷射，打造無瑕肌、好面相

症狀　痣、疣、淺層斑點（晒斑、老人斑、雀斑等）。

功效　表層肌膚吸收雷射後汽化，去除多餘皮膚組織與淺層斑；皮膚新生、膠原蛋白再生等。

063 | 染料雷射，醫美為何沒有把我「醫美」？

症狀　血管病變（血管瘤等）、色素病變（晒斑等）、微血管增生、凸出疤痕。

功效　除去多餘細小微血管，改善凸起疤痕以及蜘蛛網血管瘤、靜脈曲張等。

068 | 亞歷山大雷射，遠離毛手毛腳

症狀　毛髮生長過度旺盛、毛孔粗大、黑眼圈、斑點、暗沉肌膚。

功效　除毛，縮小毛孔，淡斑，調節肌膚油脂分泌。

073 | 電波拉皮，老化肌救星、免動刀拉皮術

症狀 臉部老化問題，如眼周皺紋、眼角下垂、眼袋、淚溝、法令紋。
功效 利用電波加熱、刺激肌膚深層組織，促進纖維蛋白收縮、緊緻肌膚。

079 | 拉皮不成變「花臉」　　音波拉皮

症狀 臉部皮膚鬆弛，如臉頰鬆弛、眼皮鬆弛、明顯的木偶紋等。
功效 以聚焦式高能量直接作用至肌膚真皮層與筋膜層，刺激膠原蛋白增生與重組，達到拉提。

085 | 我想跟你緊緊的愛在一起 —— G 緊雷射

症狀 產後陰道鬆弛，陰道分泌物不足、尿失禁問題。
功效 陰道緊實，增加性行為時分泌物。

089 | 魔法填充術 —— 玻尿酸，找回青春飽滿

症狀 臉部脂肪不足的凹陷，如臉頰、淚溝、法令紋等。
功效 填充各種凹陷部位，達到回春；增高鼻子、拉長下巴，改變輪廓深度。

094 | 施打肉毒桿菌，3 小時內不要躺平

症狀 抬頭紋、魚尾紋、國字臉、小腿肌肉過度發達。
功效 撫平動態與靜態紋路，改善咀嚼肌發達的臉型，消除明顯的小腿肚。

101 | 童顏針，永保優雅美少女的祕密

症狀 臉部凹陷，手背凹陷。
功效 刺激自體膠原蛋白增生，達到膨潤的回春效果。

107 | 一針就白，美白針真的有效嗎？

症狀 肌膚暗沉，精神不濟，新陳代謝不佳。
功效 加強細胞新陳代謝，抑制黑色素生成，美白肌膚。

PART 3

電眼、美鼻、豐胸⋯⋯術後保養，完美變身零失誤

114 | 電眼縫合術，讓你的世界變亮麗

效果 改變眼型，調整眼瞼下垂。

方法 手術可分為縫雙眼皮（訂書針雙眼皮為其中之一）、小切口雙眼皮、割雙眼皮。

120 | 眼袋？臥蠶？淚溝？別再傻傻分不清楚

效果 調整眼袋脂肪位置及眼袋多餘皮膚、改善疲勞眼。

方法 眼袋手術可分為外開法、內開法；如果是單純淚溝，亦可使用玻尿酸填充。

專欄 3 大方法，打造迷人臥蠶

128 | 一根香菸，毀了隆鼻後的高挺鼻梁

效果 擺脫塌塌鼻、打造立體鼻梁。

方法 手術：矽膠、卡麥拉、Gore-tex 隆鼻、自體與異體肋骨等；注射填充：晶亮瓷、玻尿酸。

136 | 打造完美下巴的黃金比例

效果 改變臉型，圓臉變成瓜子臉。

方法 手術：墊下巴、局部麻醉；削骨、全身麻醉；注射：玻尿酸、晶亮瓷。

專欄 透過顴骨手術，改變五官輪廓

143 | 抽脂，如何雕塑心中完美體態？

效果 塑身，甩開討人厭的脂肪。

方法 傳統抽脂手術、雷射溶脂、水刀抽脂、超音波抽脂。

150 | 隆乳時，衛教單上不會寫的事⋯⋯

效果 隆乳，擺脫太平公主。

方法 手術：果凍矽膠、鹽水袋；注射：玻尿酸。

158 | 觸感真實的自體脂肪豐胸

效果 抽脂後用來豐胸。
方法 手術，抽脂與補脂。

PART 4

跟我這樣做保養，天天都像做「微整」

166 | 微整後，我這樣保養自己

針對 玻尿酸、肉毒桿菌、童顏針熱門注射微整。
保養 面膜、精華油、膠原蛋白等。
專欄 真的有效果媲美「微整形」的保養品？

178 | 測測皮膚年齡，選擇你的日常保養品

針對 年輕肌膚、熟齡肌膚或是敏感性肌膚。
保養 根據實際的肌膚年齡，選擇開架式或醫美等級保養品。
專欄 平價面膜 PK 專櫃級面膜

186 | 我的一天保養術　臉部篇

針對 白天保養關鍵、晚間基礎保養及深層修復。
保養 防晒、清潔、化妝水及精華油等。

194 | 我的一天保養術　身體篇

針對 脖子、小腿、大腿、腸道功能、手臂。
保養 利用按摩油或乳液，進行重點按摩、敲打。

PART 1

偷偷變美前，這些事得知道

走進醫美診所前，一定要先自問以下問題的答案，你都知道了嗎——
・如何決定哪個醫美中心最適合自己？
・怎麼選個好醫師，皮膚科、整形外科一定比較好？
・訓練證書百百種，如何一眼看出重要性？
掌握基本 3 大問題，醫美煩惱絕對少一半！

如何決定哪個
醫美中心最適合自己？

 判斷合格的醫美診所、醫師及相關醫事人員。

 利用政府官方網站查詢相關規定及合格醫事
人員名單；小心三大危險徵兆。

「台北東區△△△診所，特價優惠中！」

「網路正妹變身，原來她本來長這樣!?」

「拋開蝴蝶袖，擺脫婦人味。」

「美白針買十送一！」

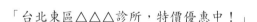

琳瑯滿目的廣告與置入行銷，到底哪家才是真材實料，不是掛羊頭賣狗肉？到底哪家才是真的專業又有美感？哪家診所可以安心又有保障？

很多人都想做醫美，但是都不知道該怎麼選擇？

我想這是很多想要進行醫美的愛美同胞們（本來想講女性，但是，近年來男性到醫美診所求診的比例年年攀升啊），一直以來都找不到相關管道諮詢的困擾。

很多愛美人士偷偷地讓自己變美，但是卻又不告訴別人自己是怎樣變美的，當然我們就無法得知這些成功變美的人，他們到底在哪些可靠的醫美中心找到自己的美麗。

因此在書中，我要告訴大家怎麼判斷合格的醫美診所，以及如何判斷診所的好壞，讓大家可以愛美愛的安心、變美變的放心！

合格的醫美中心怎麼判斷？

我想這是很多人在意的事情，畢竟不合格的診所，也不會在門口大刺刺的掛著招牌說自己不合格。但是，要特別注意的是，醫美診所口中所謂的「醫學美容中心認證」，是不是只是被包裝過後的說法而已。

二〇一三年，臺灣衛福部有提出所謂的「美容醫學品質認證」（可以透過以下網站：http://www.tjcha.org.tw/tjcha_cert/，查詢認證合格名單）。但是我個人覺得依然有風險，在二〇一四年時還曾發生經過認證的機構卻發生違法事件。因為這並不完全代表醫美的服務品質、諮詢師的專業度，以及醫師注射與執刀技術的保證。

目前參加認證的單位，大多是連鎖體系或是醫院的美容中心，本身已對評鑑制度非常熟悉與了解。不過，市面上仍有許多我認為技術非常

優良的醫美診所，卻缺乏時間跟人力去參加相關的認證，是非常可惜的一件事。

認證並不代表專業與技術，但如果是第一次接觸美容醫學的話，還是要多做功課，不能單純地只有用一個面向去決定好壞，畢竟這些醫療是切切實實地在你自己身上施行的。

而多數人在看到「醫美中心」、「醫美診所」時，第一反應都會覺得醫美中心比較「厲害」。事實上，**醫美中心跟醫美診所的營業項目相同，並沒有因為特別標榜為「中心」而比較專業。**

一般來說，判斷一間合格的醫美診所，有幾個一定要有的概念：

1. **合法的診所：**通常在診所櫃檯後方，都會掛出院長的醫師證書，以及院內醫師們的醫師證書，當然也會掛出許多醫美相關認證的證書（而這樣的認證證書，到底有多少公信力呢？我將於文後再來解釋說明）。

   同時在衛福部的網站上，透過首頁下方「醫事機構查詢及醫事人員查詢」（https://ma.mohw.gov.tw/masearch/；或利用手機直接掃描右邊的 QR 碼），可以找到相關的資訊——由哪位醫師掛牌，掛牌的醫師是哪一科的？這些相關資訊，其實在網路上都非常清楚喔。

2. **合格的醫師：**如果跟你溝通的醫師、諮詢師，都用英文名字代替，或是用 Dr. ○○代替。甚至，當你詢問諮詢師時，他們不願意提供醫師的全名給你做參考，請小心！就很有可能不是正式的醫師。

不過，有時候也有特殊狀況，像是看診的雖然是正式的醫師，但是該名醫師因為沒有向衛福部報備支援該間診所，所以院內諮詢師不敢說出醫師全名，雖然這屬於行政上的違法，但一樣是不符合規定的喔！

  掌握醫美關鍵問題
QUESTION

 Q1 如何快速了解是否為合格的醫事人員？

A 合法的醫美診所皆須經過主管機關認可，頒發執照以及相關醫療器材認可證書。（相關規定及說明，可進一步透過臺北市政府衛生局網站：http://health.gov.taipei/Default.aspx?tabid=725；或利用手機直接掃描下方的 QR 碼。）
諮詢過程也應留意檢視「開業執照」、「醫師執業執照」等，並詢問「執行雷射、超音波等醫療儀器之人員是否為醫事人員」（可透過上頁右下方的 QR 碼查詢，是否為合格的醫事人員），透過多看、多問，做起醫美才安心。

Q2 選診所，先看網路評價？

A　現今，有許多診所已經將廣告文廣發置入到網路評價上，連我們同為業界人士都不見得分得清楚。所以，要以網路評價來判斷一間診所好不好，真的沒辦法說的準。

之前，網路上爆發的「寫手門」（廣告推薦文），也是一個經典的案例。在批踢踢實業坊（PTT，網路上快速即時、開放、自由論述空間的 BBS）的醫美版上，就有網友是假分享、真行銷的事件，雖然照片與手術內容都相當真實，而且術後結果非常好，但因後來被爆料分享開刀內容的正是該診所的護士，並非真實的消費者，仍引發出不少爭議。雖然，該診所醫師的醫術與美感有一定的水準，但是若帶有商業色彩時，很難達到公平公正的看法與評價。

所以，當你搜尋到網路正面評價時，不要覺得一定是很好的診所，相同地，負評也不一定是不好的診所。此時，需要用多個判斷的角度與標準，米檢視是否為自己心中所希望的診所。

 ## 出現這些徵兆時，就要小心

選定了自己感覺還不錯的醫美診所後，眼睛還是要繼續放亮，好好

觀察一下是否有自己還沒有發現的陷阱。

1. 諮詢的是醫師，可是後來注射或雷射的不是當時諮詢的醫師？

這時，你就要好好考慮了，像這樣的狀況很多都是由不具醫師身分的人執行。

如果，不幸在過程中出了問題，而為你實行醫療行為的人，相關單位會以醫師法第二十八條規定：「未取得合法醫師資格，擅自執行醫療業務者，處六個月以上五年以下有期徒刑，得併科新臺幣三十萬元以上一五○萬元以下罰金，其所使用之藥械沒收之。」進行處罰。

但是上述的罰金都與你無關，如果真的發生問題，當事者也只能請求民事訴訟與協商賠償，根本是賠了夫人又折兵。

2. 明明諮詢的是除斑雷射課程，結果諮詢師推薦的是飛梭雷射？

一個好的諮詢師，應該要具備相當程度的醫美項目資訊，然後佐以醫師的專業建議。如果你的需求與諮詢師給的建議，是相衝突或是答非所問時，表示這間診所的諮詢師沒有受過相關訓練，或是這間診所其實沒有你所要諮詢的這台雷射儀器，那麼，這間診所就不適合你進行所需的醫美項目哦！

3. 購物台的便宜雷射課程，去的時候才發現跟電視上講的不一樣！

這就沒有什麼好掙扎的了，商人就是看上消費者貪小便宜的心態，如果你自己能夠把持的很好的話，才建議考慮購買購物台的雷射療程，否則進去診所之後，花上的錢可能是遠遠多於原先買的療程了！

選定好醫師，
醫美煩惱少一半！

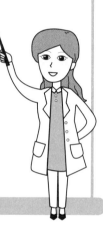

 關鍵　選對醫師、了解訓練證書的真正含義。

 方法　檢視醫師證書比選科別更重要；留意原廠訓練的種子醫師。

家裡裝潢需要找專業有信用的室內設計師；打官司需要找真的了解自己案情的律師；而做醫美當然要找技術良好、同時具有美感專業的醫師。

不過，大家應該都發現了，在很多時候，想要找一個該領域的專家，似乎比我們想像中的困難許多。

那我們到底該怎樣選擇適合自己的醫美醫師呢？

皮膚科、整形外科醫師一定比較好？

首先要知道，臺灣沒有真的「醫美科」的醫師！其實，醫美這個行業，是這幾年才延伸出來的自願性醫療。一般在醫院的非自願性醫療，並沒有「醫學美容」這一科。

所謂的醫學美容，或者是衛福部後來定調的「美容醫學」，都不屬於衛福部核可的專科科別。衛福部所核發之專科醫師證書分為二十六個類別（例如家醫科、內科、外科、小兒科、病理科等），專科醫師制度是針對已取得醫師資格，而繼續接受臨床專業訓練者，所接受專科訓練的專長認定。

凡領有醫師證書並依法申請執業登記，便可從事醫療行為、執行醫療手術。依現行法規，尚未規範「美容醫學」的看診範圍及可執業之專科醫師。簡單來說，只要是**有醫師資格的醫師，就能夠從事醫美行業。**

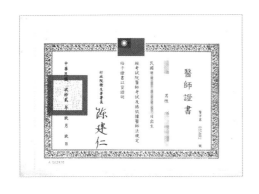 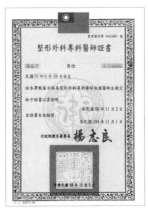

▲ 有醫師證書並申請執業登記，即可從事醫療行為；而取得醫師資格而繼續接受臨床專業訓練者，皆會有專科醫師證書。

就因為沒有醫學美容專科，所以很多人會問我：「做醫美時，選皮膚科跟整形外科的醫師，是否真的比較好？」

的確，這兩個科別在醫美領域上有其他科別沒有的優勢，不管是對於皮膚構造或是臉部與身體表面構造的了解程度，均比其他科要來的深入。再者，這兩個科別的醫師，大多對美學的觀念也是優於其他科別。

這麼說的話，難道其它科別的醫師都沒有優勢了嗎？這也不盡然。例如耳鼻喉科的醫師，在隆鼻這項便具有一定的優勢，他們一年做的鼻子的數量，通常比其他專科醫師要來的高上許多，甚至有時會高於整形外科醫師。而婦產科醫師對於私密處整形，也具有其他科醫師沒有的專業熟練度。

因此，不是說其他科別的醫師就不會做醫美，醫美進行的項目對於合格的醫師來說，都不陌生。具體而言，**醫師在實務操作上的經驗，往往比他們原本所學的專科來得更加重要。**

所以，進行醫美時**選擇醫師，不是只有選擇科別，同時須留意是否誇大，不清楚說明治療相關可能風險，或是過度保證效果。還要留意他們執行醫美的年限有多長，以及他們的美感是否符合你心中的藍圖。**

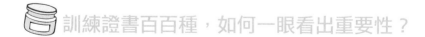

訓練證書百百種，如何一眼看出重要性？

很多轉戰做醫美的醫師，為了增加醫美訓練的相關知識，會去上許多所謂原廠（例如玻尿酸、肉毒桿菌等注射物，或者是雷射儀器等原廠品牌）的課程。但是真的愈多訓練證書就代表他們愈專業嗎？

關於這個問題，得分三個部分來說明，一是美容手術；二是針劑注射治療（藥品注射）；最後是光電治療系列的部分（如雷射、脈衝光、電波、超音波等）。

手術的部分，原廠會提供訓練的項目——以果凍矽膠為例。而提供訓練的醫師則是分為兩種：一個是種子醫師，另一種就是有興趣長期執行、植入果凍矽膠手術的醫師。

那麼，什麼是種子醫師呢？

簡單來說，便是使用較多原廠商品的醫師，同時願意幫該原廠做其他醫師的教育訓練。原廠會提供這些種子醫師一定的教育協助，例如到國外與相關熟練於這方面手術的醫師，進行臨床上的交流，以及最新資訊的傳遞。

通常在成為種子醫師之前，這些醫師已經使用該原廠的產品有一定程度的數量，並且熟悉他們的產品、熟練該項技術。

另一種是有興趣長期做果凍矽膠隆乳的醫師，原廠會評估這位醫師是否有足夠能力執行該項手術，並提供種子醫師進行教學課程。但是，他們不會提供給所有有興趣的醫師這樣的教學課程，畢竟相關訓練費用也是一筆不小的數字。

因此可知，**關於手術的部分，有受過原廠訓練的醫師，基本上都是受過評估的醫師，具有一定的信賴程度。**

而微整形的藥品注射，也有種子醫師的訓練，並且提供對微整形有興趣的醫師進行訓練。像是大家熟悉的玻尿酸或是肉毒桿菌，其種子醫師不一定是侷限於皮膚科或是整形外科，而是各專科都可能被選為種子

醫師。只要原廠認定他們的技術達到一定程度，以及願意投入教學，就有機會被選為種子醫師。

如果幫你施打微整的醫師，是該原廠的種子醫師，那麼，就不需過於擔心他們的程度與技術。

可是，若只有微整形認證的醫師是不是不好？這也不盡然，但是選擇執業較久的醫師，以及事先察看該醫師的作品美感，對進行任何整形或微整形來說，都是非常重要的功課喔！

最後，關於光電治療的認證，相對來說沒有前面兩種嚴謹。但我們又該如何選擇施打光療的醫師呢？

我的建議會是，**在進行光電治療時，輕微保養型的可以選擇有原廠認證的醫師即可；但是治療型的雷射，還是建議選擇皮膚科或是整形外**

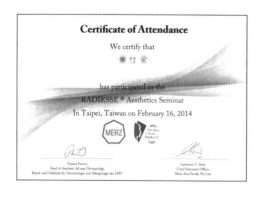
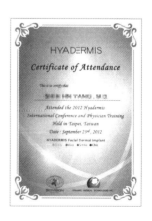

▲ 美容手術、針劑注射治療、輕微保養型雷射，可先尋求有相關原廠認證證書的醫師。

科醫生較為理想。所謂輕微保養型的醫美，是指縮小毛孔、美白或是拉提的項目，不會造成皮膚表面有太深層的開放性傷口，因此被歸類為輕微保養型。

　　但是如果是治療型的，像是病毒疣或是去疤痕，因雷射的深度需要打到較深層、破壞度較大，會有一些明顯的開放性傷口，還是建議找皮膚科或是整形外科醫師執行，會較有保障喔！

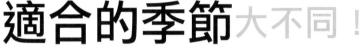

肉毒、玻尿酸、雷射……
適合的季節大不同！

破除熱門微整形的常見迷思，根據項目選對季節、效果更加倍。

玻尿酸重保溼；肉毒桿菌強調施打時間；雷射光療防晒最重要。

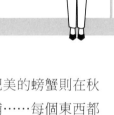

吃水果要看時令，像是消暑的西瓜在夏天享用；肥美的螃蟹則在秋天；而熱騰騰、補身子的薑母鴨，就在冬天進補……每個東西都有最好、最適合的季節，那熱門的微整形有嗎？

 ## 玻尿酸，夏天保溼好、維持久

相信大家對於玻尿酸都不陌生，無論是人體注射或是皮膚外用以達保溼作用，玻尿酸產品真的隨處可見。

玻尿酸用於人體注射時，不只是大眾普遍認為的臉部美容注射這麼簡單而已。其實，玻尿酸在人體的應用上，也包含在關節軟骨以及膀胱等地方的注射。

但是，這樣珍貴的玻尿酸什麼時候打最好，效能可以維持最久呢？我建議在**夏天**施打。

原因是，玻尿酸是一種水性的聚合物（也就是極佳的吸水性），會因為皮膚的保溼程度，而造成玻尿酸的分子有大小膨潤的差異。我們可以試著用海綿想像一下，膨潤的狀態就是吸水後的膨脹程度。簡單說，**愈保水的皮膚，玻尿酸就愈撐得起來，維持的效果也因此能夠拉長。**

像是冬天氣候較乾燥，施打在皮膚裡層的玻尿酸，會因為皮膚乾燥、水分不足的關係，讓它流失的速度加快。另外，因為天氣冷，一般人喜歡泡熱水澡或是溫泉，而玻尿酸十分怕熱與蒸氣，若施打完玻尿酸又泡熱水澡，可會讓你花了大錢打玻尿酸，效果維持的時間卻縮短不少喔！

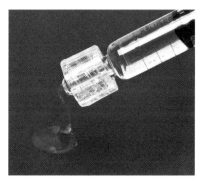

▲ 玻尿酸，為透明無色質地。

 肉毒桿菌，施打時間最重要

肉毒桿菌是醫美產業中相當重要的項目，不僅讓我們保持年輕、去

除皺紋，而且臨床使用上更會用於治療偏頭痛，或是壓力大時不自主放電的磨牙現象。

那是否有需要注意的施打季節呢？其實，**肉毒桿菌要注意的不是施打季節而是施打時間。**

因為肉毒桿菌改善的部位，除了改善咀嚼肌、小腿腓腸肌等較大區塊的肌肉線條外；還有像是什麼表情都不做就已經形成的靜態紋路，如魚尾紋；或是做了臉部表情後才會出現的動態紋路（也就是表情紋，如抬頭紋），甚至是大笑會露出的上排牙齦等困擾。

而且我們會因年齡增長、膠原彈性組織流失、表情誇張等原因，動態紋最後演變成靜態紋。

對於臉部這些較為細膩的肌肉，醫師會建議消費者在患部施打所需的肉毒桿菌後，至少要有三小時不能平躺，也不能進行冰敷與熱敷。才能避免施打藥劑不均勻的擴展在皮下組織與肌肉之間，而造成非預期性的效果。

而對於較大塊的肌肉，如咀嚼肌或是小腿的腓腸肌，就沒有太忌諱的施打時間。但會建議**咀嚼肌在施打後的三天內，可以多咀嚼一些口香糖或是有嚼勁的食物，幫助藥劑的吸收與擴散。**

小腿的腓腸肌，則會建議在術後幾天可以穿著大約 3 ～ 5 公分的高跟鞋，目的同樣是為了幫助藥劑在肌肉組織中得以均勻吸收，達到最理想的效果。

雷射光療，冬天打真的比較好？

雷射光療分成許多的項目，除了電波拉皮外，其餘的雷射光療都有要避免日光曝晒的注意事項。

但是冬天比較沒有太陽，就不用擔心防晒嗎？答案當然是否定的。

無論是冬天或是夏天，太陽光照射地球的紫外線（簡稱 UV），當中的短波紫外線（UVC）雖然波長介於 100 ～ 280 奈米，波長短、有高度危險性，但因被臭氧層阻隔不會到達地球表面，較不會侵害人體肌膚。但紫外線中還有可怕的長波紫外線（UVA）與中波紫外線（UVB）。

UVA 可以穿透雲層、玻璃以及進入到室內，穿透至皮膚真皮層，會造成晒黑。同時也是造成皮膚老化、皺紋及皮膚癌的主因。而 UVB 也會讓人晒傷，造成皮膚紅、腫、熱痛，嚴重者還會起水泡或脫皮。

這些可怕的紫外線並不會因為季節的不同，而不存在我們的生活週遭喔！

所以，許多接受雷射光療的讀者們問我：「是不是冬天打雷射比較好，因為比較沒有太陽？」我通常都會藉機進行衛教，無論

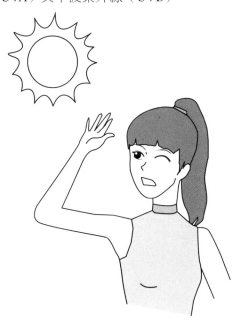

▲ 紫外線無所不在，施打雷射光療後需要萬全的防晒與保溼工作。

是哪個季節、有沒有施打雷射，**防晒絕對是日常保養中最重要的一環**。

如果真要講冬天打雷射的好處，應該就是冬天因為天氣冷，方便戴上口罩，因此提升防晒效果，又可以阻擋冷空氣了吧！

不過，壞處就是**冬天皮膚較乾，打了雷射會更乾，保溼的功夫要做的比夏天更足夠**，才能達到預期的效果。

而**夏天打雷射的好處是，皮膚修復能力會比冬天好**，因為新陳代謝較冬天快一些。再來，就是夏天的皮膚較沒有冬天乾燥，保溼也容易做的比冬天更好。

因此，千萬不要再有似是而非的迷思，而誤以為雷射光療冬天做比較好，夏天不適合。

正確來說，雷射成功的小訣竅，是術後要注重保溼與防晒的保養功課，才能讓你的微整效果事半功倍喔！

PART 2

關於雷射、注射等熱門微整，這樣保養、效果加倍

淨膚雷射、飛梭雷射、電波拉皮、玻尿酸、肉毒桿菌……
不用動刀、短期恢復、應用廣泛、安全性高，
輕鬆擺脫暗沉膚色、去斑美白、除皺緊緻、立體臉部線條！
一點一點、偷偷地造就自己無與倫比的美麗。

雷射美白不能過頭——
淨膚雷射

 症狀 毛孔粗大、雀斑、暗沉肌膚。

 功效 縮小毛孔，促進膠原蛋白增生，淡疤，淡斑，
調節肌膚油脂分泌。

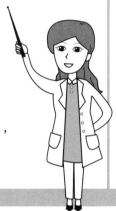

從小，露西就和臉上的雀斑一起長大，她五官漂亮、輪廓分明，是個迷人可愛的女孩。在國外，雀斑被視為是一種可愛的特徵，但在臺灣，卻是許多女生的惡夢。

好不容易等到踏出校園，開始進入社會賺錢，她領到的第一筆薪水，就直接捧進醫美診所，想要一勞永逸、徹底跟雀斑說掰掰。

當時，我建議她可以試試淨膚雷射，只要適度瓦解臉上的黑色素細胞，雀斑自然就能消失無蹤，還她一張乾淨無瑕的臉蛋。

「真的嗎？只要在臉上打雷射就可以了？」

我還記得她眼神裡散發出的驚喜與期待，讓我得知她非常希望自己沒有雀斑的樣子。

「對，就是這麼簡單。只要妳打完雷射後，乖乖照著診所的術後衛教保養，這些雀斑就會乖乖地離開妳了。」我微笑地看著眼前年輕可愛的女孩。

淨膚雷射的效果相當不錯，原本清楚可見的雀斑，在經過幾次療程後，隨著時間過去、慢慢淡化了。但露西卻不滿足，她總是用放大鏡看待自己的臉龐，覺得那些黑黑的雀斑還在，根本沒有消失。

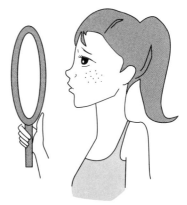

▲ 淨膚雷射，可以擺脫許多人毛孔粗大、雀斑等困擾。

事實上，雀斑確實消失了；沒消失的是她心裡始終揮之不去的黑影。

「我想再做一次雷射治療。」她直接提出要求。

可是，淨膚雷射不能過度，以免造成無可挽回的傷害。「不行，妳不能再做了，要是把黑色素細胞打死了，就沒救了。」

我實在沒辦法將她的話轉向醫師溝通，要求在已經不明顯的雀斑上進行淨膚雷射。

「拜託啦！再做一次就好！」

不管露西怎麼哀求，我堅持不願幫她掛號，甚至擺起強硬的臉孔，也要打消她的念頭。

　　最後我們不歡而散，她氣呼呼地離開。而我則是鬆了一口氣，就算她因此討厭我也沒關係，但若是一時心軟、答應她，那才會真的害到她。我以為事情到此結束，沒想到兩個月之後，露西又再度上門。

　　那時，她是來診所找我求救的。

　　原來，她另外找上別間醫美診所，繼續進行淨膚雷射的治療，甚至要求醫師下手愈重愈好。但真的過頭了，臉上雀斑確實完完全全都看不出來，但也多了不該存在的東西——白斑。

　　黑色素細胞被嚴重消滅，於是出現了白斑症狀。這是過度消滅黑色素細胞後，讓皮膚完全沒有黑色素細胞的保護，而產生的可怕後果。可怕的是，這些白斑是不可逆的病變。露西的臉，已經無法恢復到原來的樣貌了。

　　「救我！我不要變這樣，好醜喔……」她邊說邊哭，眼眶裡流出的兩行清淚，滑過那一點一點白白的斑點。

　　露西在美白除斑的滿足中，迷失了該有的理性判斷，而導致不可挽回的後果。雖然我們常說一白遮三醜，但是如果白過頭或是白的不均勻，只會適得其反。

問醫師關鍵問題

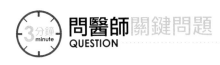 QUESTION

Q1 自己臉上的斑點屬於什麼斑點？

 在問診時，記得請教醫師自己臉上是哪種斑點，是太田母斑（先天性母斑，俗稱胎記）、雀斑、或是肝斑（又叫黑斑，因顏色為褐色，像煮熟的豬肝而得名）等。而色素斑點因位置深度，有分為表皮型、真皮型、以及表皮真皮混和型。

其實，斑的名稱不是重點，主要是為了加以判斷斑點色素深度的差異，再決定使用哪種雷射最適合自己。

由於這幾種斑點的形成原因與治療方式都會有所差異，進行諮詢時，除了可以再次確認自己的皮膚問題，也可以觀察這位醫師所判斷的結果是否夠專業。

Q2 請醫師建議使用哪種雷射，
真的只有淨膚雷射這個選項嗎？

 雷射的種類很多，去除斑點的方法不是只有淨膚雷射，還有像是脈衝光（Intense Pulse Light）或是亞歷山大雷射（Alexandrite Laser）等，都是可以除去惱人斑點的雷射選項。

詢問醫師針對自己的皮膚狀況，可以使用哪種雷射，同時詢問治

療的原理。除了可以保障自己的醫療資訊權利,同時更了解自己
接受的是怎樣的治療方式。

Q3 這些斑點需要做幾次雷射的療程?

A 這個問題很重要!(值得問三次……)不只可以確認自己的荷包
是否充足,同時可以觀察諮詢醫師的判斷是否太過保守或躁進。
通常需要透過雷射除去斑點的雷射次數,會落在五次上下。如果
想要在 1 ～ 2 次內完全去除,雖然費用較低,但是皮膚承受的傷
害與風險會較高,要仔細評估思考。

每次雷射的間隔時間,比較安全保守的作法會建議至少間隔一個
月。讓皮膚經過二十八天的代謝期之後,比較能獲得完整的休息
與修護。

 ## 這樣做,美白不成、變慘白

具有美白功能的雷射,不是為了讓你從「黑人」變「白人」,而是
改善一些先天的缺憾,以及後天疏忽保養造成的傷害。

因此,過度的雷射並不會讓你白得像張白紙,反而會造成不可挽回
的後遺症,例如白斑,皮膚變薄、變敏感等。每個人的身體與皮膚都會

有醫療上的極限，進行醫美前都應做好這樣的心理建設。

選擇淨膚雷射前，我們應該評估自己適不適合。有以下狀況的人，就不適合進行淨膚雷射：

+ 有光敏感（症狀為日晒後可能產生搔癢感，或是起一顆顆小疹子）、皮膚病變與免疫系統等相關病史。

+ 懷孕或是其他正在服用特殊藥物者。

+ 沒列舉出、但是認為自己具有某些特殊狀況者，則要諮詢過專科醫師，由專科醫師進行評估是否可以施打淨膚雷射。

針對術後的常見疑問，我將簡單歸類並回答如下：

+ **術後會臉部泛紅，三天內算正常。**如果按照醫生指示塗抹藥膏，還發紅超過三天，記得回去找醫師回診。

+ **傷口一週內結痂**：雷射傷口多半都要在一週內結痂，若超過一週還沒全部結痂，就要乖乖的回診喔！

+ **清淡飲食**：術後盡量不要食用刺激類的食物，例如胡椒、辣椒、咖哩、沙茶、蔥、蒜等，避免造成發炎反應，延長傷口癒合的時間。

做好以上的功課、乖乖按照醫生指示，就能成功邁進美白之路了！

偷偷變美的醫美保養術

術前	• 術前一週不要用任何美白的保養品或外用藥品。 • 術前一個月不要過度的曝晒。 • 術前一週不要使用任何去角質、磨皮、果酸換膚類保養品，以及任何可能提高皮膚敏感度的護膚項目。 • 術前三個月不要吃口服 A 酸。
術後	• **防晒：**至少要花上一個月時間進行足夠的防晒，雷射後的皮膚是嬌弱、怕傷害的，請好好善待。 • **呵護：**一週內避免刺激皮膚，包含過度的摩擦與去角質都不可以。 • **溫柔：**選擇溫和的清潔商品，以及不含任何美白成分的保養品。 • **補水：**加強保溼，術後可以搭配保溼導入，在家也要勤敷面膜。

飛梭雷射，
還我漂漂拳

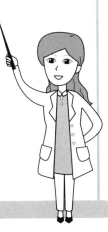

 月球表面（凹凸不平）的肌膚、毛孔粗大、
老化皮膚。

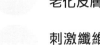 刺激纖維母細胞與膠原蛋白增生，除痘疤、
疤痕、縮小毛孔等。

臉上坑坑洞洞、「月球表面」的皮膚，似乎是許多人因青春年少時的油性肌膚，或是容易火氣大、冒痘痘的人揮之不去的困擾。

記得二十年前、還是學生的我，雖然求學環境單純，但當時學校為了拚升學率，還有所謂的能力分班。

因為求學壓力，有皮膚困擾的莘莘學子，自然多不勝數。除了長時間熬夜唸書，還要面對來自班上導師的高度壓力，在這樣的環境下，皮膚的保護屏障與身體免疫力就容易被擊潰、崩解了。

所幸這十多年來，隨著醫學美容的發達，讓這些過去無法擺脫不平整又滿臉泛紅的痘痘肌膚，露出了一道希望的曙光。

約在二〇〇七年，市面上開始有診所引進飛梭雷射，推行這個有助去除臉上坑疤，重新刺激膠原蛋白增生的雷射機種。當時，因為物以稀為貴，早期施打飛梭雷射的價格比現在高出許多。但那時卻是讓不少有皮膚困擾的人，看到重生的一線曙光。

我曾看過一位 V 先生，當時年近三十，過去因為皮膚極容易出油，有嚴重的皮膚困擾，而且膚色一直保持在泛紅發炎的狀態。從他高中時期開始，進行過各式各樣的果酸以及換膚療程，都在他的臉上進行過一次又一次的破壞與重建。

經過了幾年的果酸治療，雖然沒有把他的臉變回嬰兒般的肌膚，但至少降低了許多出油量，同時撫平臉上的一些凹痕。人因此變得有自信，再加上原本開朗、幽默的個性，很快地，他不再是以前那個偷偷自卑的自己。

從以前毫無女人緣，到現在深受異性歡迎，連周圍的朋友都覺得，V 先生真的是一個成功案例。

透過較為「有效」的飛梭雷射、治療嚴重皮膚問題的人，再走出診所時，都會像是臉上「剛剛被車子輪胎輾過」的痕跡。因為飛梭雷射是先破壞再建設，將那些不平整的皮膚「砍掉重練」。

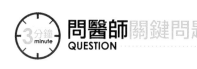 **問醫師** 關鍵問題
QUESTION

 Q1 飛梭雷射術後需要多久的恢復期？

 A 大部分的情況，雷射傷口都會在一週內結痂，然後一週後開始陸續脫落。

如果超過一週還沒有結痂，或是形成結痂的時間過長，有可能會造成色素的沉澱以及傷口發炎感染的危險，要趕快回去找當時施打的醫師回診。

 Q2 我的皮膚狀況要打幾次雷射？間隔多久打一次？

 A 與將跟自己的皮膚相處好一段時間的醫師見面時，要問清楚這兩個問題：要打幾次雷射？隔多久打一次？

除了知道大概需要多長的時間，可以達到一定程度的效果外，再來就是衡量自己的荷包，是否能夠支撐這個療程。如果療程沒有進行到一定程度，無法達到預期的效果，也會讓這個皮膚修復的過程事倍功半。

PART 2

飛梭雷射

關於雷射、注射等熱門微整，這樣保養、效果加倍

Q3　我的皮膚在接受飛梭雷射治療後，
最好的狀況可以到什麼程度？

A　由於飛梭治療是一個需要醫生與客人同時配合、協力完成的一項
任務，所以要請醫師判斷你的皮膚狀況，接受治療後能夠復原到
什麼程度。臉上的凹凸不平不是一天造成，所以要與醫師充分的
溝通，以及耐心的等待與照顧自己的皮膚，直到揮別月球表面的
那一天。

 飛梭雷射名稱百百款，哪一種才適合？

我們要先了解一件事，「飛梭」不是特定一種雷射光的名稱，而是
將一個雷射光束變成很多個光點的技術。因此，受傷害的皮膚部位就會
變得很小。

所有的雷射只要加上這個功能，就能讓雷射光的作用更細膩。

飛梭雷射，可以簡單分為汽化剝離式（Ablative Laser）與非汽化剝
離式（Non-Ablative Laser）兩大類：

**1. 汽化型雷射（常見的二氧化碳飛梭雷射、鉺雅鉻飛梭雷射），可移
除痘疤的疤痕組織，並刺激膠原蛋白新生。**

以二氧化碳飛梭雷射穿透深度最佳，目前較廣為使用。可移除疤
痕，破壞疤痕下方的纖維化組織，並刺激膠原蛋白新生。

而鉺雅鉻飛梭雷射常被稱為魔顏飛梭或迷你飛梭等，與二氧化碳飛梭雷射相比，較不會造成周邊組織的熱傷害。可用於去除痣、脂漏性角化症（俗稱老人斑）、汗管瘤（膚色的小丘疹）、磨去痘疤、外傷疤痕重建、除皺。

2. 非汽化型雷射（有二代飛梭、3D 變頻飛梭、晶鑽飛梭、鉺玻璃飛梭雷射等），刺激膠原蛋白再生。

非汽化式飛梭雷射，主要是將熱效應累積在真皮層，以刺激膠原蛋白再生，達到回春以及凹洞修復。因此，肉眼看不到明顯傷口，僅有細微的結痂產生。

對於毛孔粗大的治療效果，明顯比凹洞的治療效果更好。

在進行任何飛梭雷射治療前，都需與醫師進行良好的溝通，包括說明你的膚質狀況，像是晒太陽後容易變黑，可接受的恢復期長短等，才能選擇最適合你的個人化治療。

此外，**雷射過後的膚質超缺水，切勿使用去油產品。**多利用保溼保養品，加上仔細的防晒措施，才能有效延續療程後的絕佳效果。

偷偷變美的醫美保養術

術前

- 光敏感膚質、懷孕、有蟹足腫體質者,不建議接受飛梭雷射療程。
- 一個月內避免日晒、停止使用酸類藥物。
- 平日可多攝取維他命 C,避免黑色素生成。

術後

- 飛梭雷射術後皮膚會有灼熱感及紅腫,在診所接受完雷射治療後,至少冰敷 15 ～ 30 分鐘,減緩不適感。
- 術後當天若要洗臉,請用煮沸過的水或生理食鹽水。術後一定要加強保溼及防晒。前三天傷口會分泌出組織液與血液,屬於正常現象,請持續擦消炎藥膏,可貼上人造皮敷料癒合效果更好。
- 若回家之後持續紅腫,先進行冰敷消腫,但是如果持續超過一週,就要回去找醫生回診。
- 一般來說,二天後會形成咖啡色微痂皮,約 4 ～ 7 天自然脫落,不要自行摳除,那時候的皮膚還是非常脆弱。
- 術後三天內,請持續擦消炎藥膏,確定結痂後,就可以加強保溼、加速痂皮脫落。
- 術後兩週內,不要使用酸類藥膏或酸類保養品,以及避免去角質或洗三溫暖。

完美改善膚質的
雷射全餐——脈衝光

膚色暗沉及不均、黑斑、肌膚鬆弛、細紋、毛孔粗大、痘疤、血管擴張等。

回春除皺、除斑、緊緻肌膚等。

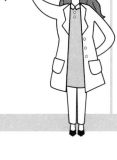

某次，我一回到家，看到來訪的阿姨臉上皮膚一塊黑、一塊白。雖然我熱情地打著招呼，但忍不住心想：「阿姨臉上怎麼了，為什麼膚色這麼不均勻？」

打完招呼，阿姨趕緊拉著我，「唉呀，終於等到妳回來了～我有問題要請教妳。上個月，我去巷口的診所打脈衝光，他們跟我說回去之後記得防晒，可是家裡怎麼找都沒有防晒品。我想說不要出門就好了，沒想到竟然反黑了。回診諮詢，他們又叫我買他們診所的防晒用品。可是我什麼牌子都搞不清楚，想說來問妳，哪個牌子的防晒比較好？」

「阿姨，其實只要妳擦起來舒服喜歡，哪個牌子的防晒都可以。如

果防晒係數不夠高,一天補擦個兩次就行了。打完雷射最重要的就是保護皮膚,因為這段時間皮膚最脆弱。不過,平常也是要防晒,才可以延緩皮膚的老化。」我試圖用最簡單的方式說明。

「是喔,那我等下就去藥妝店購買,確定什麼牌子都可以?」

「如果阿姨擔心的話,就跟藥妝店店員說妳剛打完雷射,請他們推薦比較不刺激、較溫合,同時防晒係數比較高的防晒乳,就可以了喔!」

雖然,阿姨在解開心中的大疑問後,開心地離開了。但是我忍不住心想:「阿姨皮膚已經有反黑的狀況,不知道要多久才能夠完全恢復?」

脈衝光的治療雖然十分便利,術後即可恢復正常作息,但**最重要的保養動作就是加強保溼、防晒**。

術後如果反黑的話,只能靠不斷的重新雷射,加上藥物治療來挽救。如果因為沒做好雷射術後保養而造成反黑症狀,可能要花上數次的重新雷射挽回,簡直得不償失啊!

脈衝光就像單眼相機,醫師是美麗關鍵

大部分的雷射儀器強調單一波長的光線,可以選擇性破壞不同標的,如黑色素、血管、毛髮等,因此想要**去除不一樣的斑、血管瘤等,需要選用不同的機器**。

而脈衝光則是一整段的高能量光線(光波 550 ～ 1200 奈米),強調打入皮膚後,各種病灶會各取所需、吸收不同波長的光。如果要確切

形容，它就像個什麼都有的**綜合型雷射**，混和了多種雷射的光束，是一種多波長、高能量的脈衝式閃光。

具有完整的光譜，利用非侵入性的治療，深入肌膚活化細胞。因此，在醫師選擇的能量及波長範圍下，可以改善多項皮膚症狀。此外，脈衝光利用一種特殊水晶塊集中光束，可以調整不同的光波波長，因此可以針對個人膚質、進行調整。

除了淡斑（改善淺層斑）、促進膠原蛋白增生，並且針對色素斑、血管擴張、毛孔粗大、細紋、鬆弛等多種皮膚問題，進行全面性改善。

看起來是不是很美妙？那為什麼還要推出其他雷射儀器呢？

雖然在學理上，脈衝光看起來可以改善黑色素形成的各種斑點，及血管性皮膚問題；但市場上推出的每一種機器皆有其極限，無法解決臉上所有疑難雜症，例如像是**痣、皺紋、痘疤等皮膚問題，以及深層或集中的病灶，因為無法做精確的治療，便需要其他儀器輔助，才能達到全面的效果。**

就是因為脈衝光是一個樣樣都有的雷射，更需要透過有經驗的醫師診察後，選擇對應皮膚瑕疵問題的適當波段及照射時間，才不會對瑕疵問題範圍外的皮膚組織，造成不必要的傷害。

更具體一點的形容，我們先來想像一下，把雷射當成是攝影，一般的雷射是傻瓜自動相機，而脈衝光則是精密而專業的單眼手動相機。傻瓜相機，設定自動完成，只要按下快門便完成照相；而專業的單眼手動相機，一切設定必須自己搞定。

因此，執行脈衝光的醫師就像個專業的攝影師，他必須對脈衝光原

理有相當程度的了解，具備足夠的操作經驗，以及擁有熟練的脈衝光能量的設定與操作技巧。

正因如此，很多對於皮膚診察經驗值不足的醫師，常常會誤判脈衝光所要施打的區域與能量多寡，而造成反黑的情況。

脈衝光術後會有正常的些許微紅、熱脹。多數人還會有輕微結痂，一般在 3 ～ 7 天後會逐漸脫落，請勿摳抓。

避免食用感光食物（如九層塔、香菜等）。一週後可詢問醫師，是否能接受保溼、美白等美膚護理，促進皮膚新生，加強脈衝光療效。

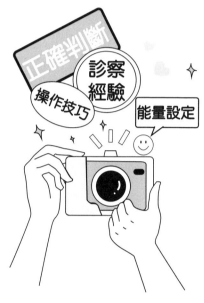

▲ 脈衝光就像是台專業的單眼相機，執行的醫師必須相當了解、進行設定。

問醫師關鍵問題
3分鐘 minute
QUESTION

Q1 施打脈衝光會有哪些副作用？

A 由於脈衝光如同各種雷射的組合，因此雷射治療可能出現的副作用，脈衝光同樣可能出現，例如治療時的疼痛、紅腫、脫皮、起水泡、結痂、皮膚色素沉澱，甚至是永久性疤痕的產生等，都是脈衝光可能出現的副作用。所以，選擇經驗豐富的醫師，以及術後妥善的保養照護，缺一不可。

Q2 我的斑點如果想要使用脈衝光，需要打幾次？

A 如果醫師評估為淺層斑點，通常在進行 1 ～ 2 次的治療後，就可以看到明顯改善。但是，若醫師評估你的斑點不是淺層斑點，又希望可以快速除斑，就要考慮其他的雷射機種了。如果你的目標需求，是除了淡斑還要再縮小毛孔、緊緻肌膚，建議至少進行 5 ～ 6 次連續治療，才會有顯著效果。

鉺雅鉻雷射，
打造無瑕肌、好面相

 痣、疣、淺層斑點（晒斑、老人斑、雀斑等）。

 表層肌膚吸收雷射後汽化，去除多餘皮膚組織與淺層斑；皮膚新生、膠原蛋白再生等。

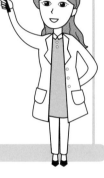

若常逛夜市，應該看過不少算命攤前，都會掛上兩張大大的「痣相」。你會發現臉上的痣對於面相學來說，幾乎都是不好的痣。

當運勢不好、或是臉上有許多礙眼的小黑痣時，總是忍不住想走進算命攤，失心瘋地點掉了那些代表「壞運」的黑痣。以為這樣就能一掃陰霾，很快就可以迎接快樂幸福的美滿人生。

可是，我在許多臨床上看到的故事通常不是這樣的圓滿結局。

某次，診所走進一個年紀不到二十歲的小女生，愁眉苦臉地說想要諮詢換膚。結果我們近看才發現，她的臉上有著許多已經相當深的小坑疤，但是皮膚卻異常的好。

一問之下才知道，原來這些坑疤是在夜市的算命攤點痣所造成。

「怎麼辦？能不能幫我恢復成原本的樣子？」她一開口、話還沒說完，眼淚就掉下來了。「我沒想到會變成這樣，我以為這些痣掉了就好了……」。

原來她是大學新鮮人，卻因滿臉的小黑痣而被喜歡的男同學嘲笑：「滿臉都是黑芝麻，可以拿來配麵包了。」

至此，她一直掛念自己臉上的黑痣。就在某次逛夜市時，遇到算命攤的算命師一直鼓吹她點痣。她彷彿著了魔似地點頭同意，對方只簡單地用了一根牙籤、沾取一罐來路不明的藥膏，就幫她點痣。

當時，她只感覺到一陣灼熱，算命師卻跟她說：「明天就會好了。」便打發她付錢離開。

沒想到過了兩週，傷口的結痂掉了，但消失的不只是她的痣，還有原本美麗的皮膚也跟著凹陷了。

透過醫師診查後，決定使用鉺雅鉻雷射除去根本沒有除掉的痣，並且補救不太嚴重的凹洞。但有些凹洞已經太深、傷及真皮層底部了，而無法挽回。

尋求正確與有效的方式，才不會追求好面相不成、反而變破相，那可真的悔不當初了。

問醫師關鍵問題
QUESTION

 Q1　我的痣應該選擇什麼治療方式？

A　痣的大小、深淺、部位，以及是否有病變的可能，都會影響治療的方式。詢問醫師自己的狀況何種方式最適當，應利用手術切除還是雷射。

大多數的黑色痣，都可以採用組合雷射治療而達到很好效果。但是如果醫師懷疑痣產生病變時，通常會建議切片檢查診斷，此時就不適合雷射治療了。

  Q2　需要雷射幾次？可不可以一次就好？

A　雷射的次數，會因為痣的大小、深淺而有所不同。比較表淺的痣，通常需要 1～2 次的雷射；比較深的痣，可能需要 3～5 次的雷射。醫師通常不建議一次就除乾淨，是因為較深的痣若要求一次就徹底去除，傷口必然很深，不僅癒合慢也可能造成凹洞，容易留下疤痕。

點痣藥膏腐蝕性強，不可不慎

在夜市或是美容院常出現的點痣，多是使用化學腐蝕原理破壞痣細胞。用來點痣的藥膏其實就是氫氧化鈉（Sodium Hydroxide，NAOH），是一種吸溼性強、易潮解的化學物質。直接溶解於水中時將釋放大量的熱能，其水溶液具強鹼性，會損傷皮膚。

所以，使用氫氧化鈉點痣常見的併發症就是傷及至真皮層、皮膚局部凹陷，而產生不可逆的後果。想要點痣，還是應該找專業的醫師才有保障。

常見的除痣方法有雷射（如鉺雅鉻雷射、紅寶石雷射、亞歷山大雷射等）、冷凍液態氮，以及手術切除等方式。

目前較常使用的除痣方式為雷射，除了手術時間短，傷口恢復快、也不易留下疤痕。

其中，鉺雅鉻雷射為波長 2940 奈米的汽化雷射，在美容醫學市場上有許多名字，像是魔煥雷射、冷光雷射等。鉺雅鉻雷射主要的原理：將傳統大光點分割成為小光束，雷射光直接會被皮膚細胞的水分吸收，皮膚細胞因此瞬間被蒸發破壞。

常見的適應症為除痣、除疣等需要移除多餘皮膚組織等，會產生開放式的傷口，需要術後耐心的照料，才能達到最好的效果。

偷偷變美的醫美保養術

術前	• 平日可多攝取維他命 C，避免黑色素生成。 • 不適合光敏感膚質、懷孕、有蟹足腫體質者等。 • 一個月內避免日晒、停止使用酸類藥物。 • 口服 A 酸者，應停用半年；外用 A 酸者，應停用 2 週。
術後	• 術後當天若要洗臉，請用煮沸過的水或生理食鹽水。 • 術後一定要加強保溼及防晒。 • 前三天傷口會分泌出組織液與血液，屬於正常現象，請持續擦消炎藥膏，可貼上人造皮敷料癒合效果更好。 • 治療區域若泛紅時禁止進行激烈運動；並避免泡熱水澡、三溫暖、泡溫泉等會過度提高皮膚表面溫度的活動。 • 術後一週內，避免直晒太陽。術後兩週內，不要使用酸類藥膏或酸類保養品，以及避免去角質。 • 術後一個月禁止使用含酒精、果酸或刺激性之產品。

染料雷射，醫美為何沒有把我「醫美」？

血管病變（血管瘤等）、色素病變（晒斑等）、
微血管增生、凸出疤痕。

除去多餘細小微血管，改善凸起疤痕以及蜘
蛛網血管瘤、靜脈曲張等。

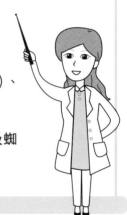

許多讀者都滿喜歡在深夜裡，透過臉書私訊向我詢問問題。這樣看來，夜深時人總是容易思考、惆悵。

某位讀者 C 先生，因為十五年前出了車禍，在臉上留下一道七公分的疤痕。由於他有蟹足腫體質（異常增生的疤痕組織），這個疤痕的印記，就悄悄跟著歲月一起浮了上來。

六年前，他去找了整形外科進行修除疤痕的手術，將原先比較寬大的疤痕修到變成細細一條，比之前的樣子要好上許多。他非常滿意手術成果，因為不仔細看是不會發覺當年車禍的痕跡。

可是，隨著這幾年醫學美容的盛行，報章雜誌、電視媒體都在宣揚

醫學美容的好處。C 先生開始以為，醫學美容可以讓他回到那場意外前的完美。因此，他選擇了一間小有名氣、常上電視宣傳曝光的醫美診所，卻沒有回頭詢問當時幫他修復疤痕的整形外科。

醫美診所裡，一位看起來滿年輕的女醫師告訴他，他需要接受飛梭雷射與櫻花雷射（染料雷射的一種），分別進行前期與後期的治療。因此，他共接受了一次飛梭雷射、四次的櫻花雷射。

可是，他完全不明白這些雷射的優缺點以及該注意的事項，就跟一般民眾一樣，完全相信診所內諮詢師與醫師的判斷。可惜的是，故事的結果通常與主角預設的不太相同。疤痕不但沒有變淡、變不見，顏色反而變紅，而且從皮膚表面凹陷了。

在每次和他的對話中，我總能感受到他原先滿滿的期待，又因為手術失敗帶來深深的失望，讓我很不捨。時間可以淡化疤痕，但錯誤的醫美選擇，心理重建所需要的時間可能又更長了。

染料雷射到底是什麼？

上述故事中的 C 先生，因為不夠了解自身問題、什麼樣的治療方法才適合，最重要的是不了解負責的醫師背景，只是一味相信媒體上「有名」的診所。而沒有針對施打在自己臉上的雷射多做些功課，一心以為所有醫師應該都是全知全能，放棄了雙向溝通的機會。卻沒想到這樣做，反而將自己暴露在不必要的風險之下。

案例中使用的染料雷射，主要針對的病灶是皮膚微血管增生，以及

皮膚上凸起的疤痕。而 C 先生原先臉上的疤痕，先經過整形科醫師的治療後，已經變得平整，只剩下一些摸起來跟四周皮膚觸感不太相同的增生皮膚。

可想而知，再經過染料雷射的治療後，極可能讓已經好不容易平整的疤痕，反倒變成凹下去的不規則疤痕。

染料雷射的原理，是藉由染料做為激發光的介質（打出來的是光能，而不是染劑），擊發出波長 595 奈米的雷射光。穿透至真皮層，血管中的含氧血紅素吸收雷射光能後轉換為熱能，會選擇性破壞血管壁。**在不傷害周遭皮膚組織的情況下，代謝掉血管壁中的色素組織，改善痘疤、傷疤、胎記或血管病變。**

同時，可刺激纖維母細胞（Fibroblast），使膠原組織增生、緊實，**擁有類似脈衝光式的緊實效果。**

大多數的治療，都是採用沒有傷口的雷射劑量來進行。但若醫師治療手法較激進、破壞較大，有些時候仍是可能會有傷口。不過請放心，如果有會結痂的傷口出現，醫師與診所也會特別告知、提供術後需要使用的藥膏。

對於非汽化雷射（也就是將能量累積於真皮層，表皮層則是完整無明顯傷口）的術前術後保養，大致上的注意事項皆然，像是加強保溼與防晒，術後一週內不要使用刺激性物質或去角質等。可參見第 46 頁淨膚雷射的「偷偷變美的醫美保養術」。

要特別留意的是，孕婦以及皮膚有發炎、化膿、或有治療部位有傷口者，請先不要急著進行治療，待上述症狀結束後再進行染料雷射。

問醫師關鍵問題
QUESTION

Q1 我的狀況適合使用染料雷射嗎?

A 如果是平的疤痕、只有色素沉澱,就較不適合使用染料雷射。如果較平的疤痕施打染料雷射,有可能會造成疤痕凹陷的情況,同時會讓疤痕附近的皮膚增生,成為反效果。可先請醫師判斷你的狀況,並提出適合的雷射建議。

Q2 櫻花雷射也是染料雷射的一種嗎?

A 其實原理是相同的。

許多廠商都會將雷射儀器取上不同的名字,感覺好像他們的儀器跟別家診所不一樣。要接受任何雷射療程之前,要屏除那些可能會造成自己誤判的廣告名稱,理性判斷自己的狀況是否適合這樣的雷射項目。

Q3 我的狀況需要幾次療程才能達到效果?

A 由於染料雷射不算是經濟實惠的雷射項目,建議多與醫師討論需

要的療程次數，與間隔治療的時間需要多久。

一般來說，臉部細小的微血管增生大約治療 1 ～ 2 次就會有明顯改善。而腿部的微血管增生可能要 2 ～ 4 次，根據血管增生嚴重的程度而有所不同。如果是處理凸起的疤痕，就要看實際狀況，療程從 1 ～ 5 次都是有可能的。

亞歷山大雷射，
遠離毛手毛腳

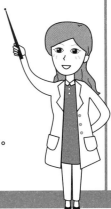

 症狀　毛髮生長過度旺盛、毛孔粗大、黑眼圈、
斑點、暗沉肌膚。

 功效　除毛，縮小毛孔，淡斑，調節肌膚油脂分泌。

討人厭的「毛手毛腳」，一直是許多愛美女性的困擾。尤其是皮膚白皙的人，如果剛好又是手毛、腳毛生長旺盛的體質時，更是害怕夏天的到來。若又遇上私密處的毛髮旺盛，穿上比基尼時，便容易發生令人尷尬的囧境。

私密處除毛，多分為三種方式：第一種是常見的比基尼線基礎除毛，就是以比基尼泳褲為基準，去除多餘的毛髮；第二種只留下約一指寬的毛髮；第三種則是從鼠蹊部、直到股溝部位的毛髮，全部去除，稱為巴西式除毛。

在醫美診所中，較常使用雷射進行、保留較多毛髮的——比基尼線

基礎除毛。如果想要除去更多毛髮（像是第二或第三種除毛方式），通常會使用熱蜜蠟，直接進行拔除。

利用雷射除毛的好處，除了比較衛生乾淨，除過幾次以後，毛囊也會變得較為疲弱，不會長得像以往那般茂盛，是較為治本的方法。而熱蜜蠟除毛，通常這個月除完、下個月就「春風吹又生」了。

每到夏天，除毛就會成為醫美診所裡的熱門項目。而且，這幾年關於私密處美觀、保養與衛生觀念慢慢地被建立起來，診所裡總是有絡繹不絕的正妹前來預約清除比基尼線。

正常的情況下，雷射除毛後並不需回診。只需在下一次療程前往診所即可。

但某一天，一位兩週前來除毛的「正妹」，卻緊張地走進診所、要求回診，讓診所的諮詢師與護士都感到十分好奇。由於是私密處看診、施打醫師又是男性，診所特地安排了兩位護士跟診。

醫生正要診查時，只見正妹一直想開口，但又遲遲不敢說話。

「妳最近是不是有做一些平常沒有做的事情？比如說……」醫生一邊檢查、一邊問她。畢竟還是需要釐清私密處上的紅疹，才能了解產生的可能原因為何。

「醫生，我是不是得到性病了啊？」在醫生還沒來得及說明前，她就打斷醫師的問話，一開口就是快要哭出來的聲音。然後，娓娓道出自己除完毛，就開心地跑去參加春浪音樂節。

「妳這個是毛囊發炎，不是性病……。因為剛除完毛刺激過度所造成的毛囊發炎，也可能是妳雷射完沒多久就去海邊玩，沒有讓皮膚保持

乾燥的原因。」

　　嗯……以後要進行雷射除毛前，務必規畫好一個月後的行程。免得剛除完毛、就立刻享受夏天的浪漫海邊，嚇到的不只是自己，還有回診的醫師及護士了。

 問醫師關鍵問題
QUESTION

 想改善手毛、腳毛的情況，要打幾次雷射？

 雷射除毛，會依部位的不同而影響所需的次數。因為雷射除毛只能破壞處於生長期的毛髮，每次大約只能除去 2 ～ 3 成的毛髮。因此無法處理隱藏在毛孔內休止期及退化期的毛囊，所以必須在數月內反覆治療，才能達到最佳的療效。通常整個療程建議至少需要半年以上。
一般手腳及腋下需要約 4 ～ 6 次治療，鬍鬚部位甚至需要八次的治療。

 雷射除毛是不是就可以一勞永逸？

 老實說，即便你已經做了超過 4 ～ 6 次的治療，還是可能會

有一些微小的細毛繼續生長，但是我相信已經比原本的狀態改善許多。因此，要看你對雷射除毛的期待程度為何，並且與你施打的醫師溝通清楚，才不會造成期待落空。

Q3 我多久可以碰水？

A 術後正常洗澡並沒有太大的問題，但是建議 1～2 週內不要做過度的刺激與摩擦，比如說去海邊玩水、泡三溫暖，還有發生性行為。

 ## 破壞毛囊、同時改善黑色素沉澱

雷射除毛的原理是利用雷射光熱讓毛囊萎縮，除毛機型的差別主要在痛感強度、療效及速度等。

目前市面上多為二極體雷射、亞歷山大雷射（Alexandrite Laser，又稱為紫翠玉雷射、日式光纖雷射）等。

亞歷山大雷射波長為 755 奈米，屬於長脈衝雷射。其波長會使皮膚中的黑色素吸收雷射光，進而破壞毛囊、達到除毛功能，同時改善毛囊的黑色素沉澱。因此，近幾年已成為了雷射除毛市場的主流。

	偷偷變美的醫美保養術
術前	• 若治療部位有發炎、晒傷、感染等情況，請先不要進行。 • 術前三個月不要吃口服 A 酸。 • 對光較敏感者，建議術前一個月不要過度的曝晒或日光浴。 • 術前一週不要用任何美白的保養品或外用藥品。 • 術前一週不要使用任何去角質、磨皮、果酸換膚類保養品，以及任何可能提高皮膚敏感度的護膚項目。
術後	• **防晒**：至少要花上一個月時間，進行足夠的防晒。雷射後的皮膚是嬌弱、容易受傷的，請好好善待。 • **呵護**：一週內避免刺激皮膚，包含過度的摩擦與去角質都不可以。 • **溫柔**：選擇溫和的清潔品，以及不含任何美白成分的保養品。 • **少玩水**：至少兩週內不要去海邊玩水或是三溫暖。 • **禁抓癢**：治療部位可能會有瘙癢問題，請塗擦診所提供的藥膏幫助止癢，不要動手去抓，以免造成色素沉澱。

電波拉皮，
老化肌救星、免動刀拉皮術

 症狀　臉部老化問題，如眼周皺紋、眼角下垂、
眼袋、淚溝、法令紋。

 功效　利用電波加熱、刺激肌膚深層組織，
促進纖維蛋白收縮、緊緻肌膚。

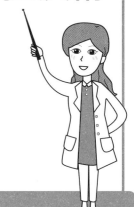

首次突破既有的手術拉皮，奠定非手術式拉皮地位的雷射機種，就是電波拉皮。

主要可改善鬆弛下垂的肌膚、全臉皺紋，並對鬆垮的下巴、魚尾紋、法令紋及頸部皺紋等有立即性效果。

它的原理是利用電波加熱肌膚深層組織，刺激皮膚再生、誘導膠原蛋白增生改善鬆弛，大幅增加膠原蛋白密度，持續緊緻肌膚。

以往做過傳統電波拉皮的消費者，對於效果大多會感到一定程度的滿意。但讓人怯步的是，施打電波拉皮過程中所感受到的灼熱感及疼痛感，連我也一直不敢嘗試。

　　直到這幾年，電波拉皮開始進化，新型的機種增加了微震功能與表皮冷卻系統，大大提升了整個療程的舒適度。

　　雖然，我雙頰的肌肉不算太垂，可是「嘴邊肉」已經開始悄悄地下滑。我意識到這樣下去可不行，畢竟老化的預防更勝於治療啊！於是鼓起勇氣，面對可能帶來的疼痛、以及不算便宜的費用，預約了自己熟悉的醫師，拯救那即將逝去的青春。

　　那一天，一想到臉部要打三百發，就默默地提早前往診所敷麻藥。其實施打電波一點都不可怕，但是打到某些區塊，也是會痛到讓人受不了，像是下頜骨的位置，簡直像是骨頭被燒般的痛。

　　可是，愛美的力量是很強大的，一想到變美、變年輕，即使我痛到背汗直流，還是一聲都不吭。

　　結束痛苦的電波拉皮療程後，我帶著發燙的一張臉、滿心歡喜地回到家，心理想著敷個保溼面膜後，再用最愛的精華油按摩一下辛苦了一天的皮膚。

　　敷完面膜，我順手從桌上拿了一罐精華油想要按摩臉部。沒想到，愈按臉愈燙。急忙衝往浴室用冷水洗臉，才發現自己剛拿來按摩臉的不是精華油，而是脂溶性維他命 C。

　　高濃度的維他命 C，可是會讓皮膚帶來灼熱感，難怪我的臉愈按愈燙……沒想到身為專業人士，竟也有這一天（然後，我竟把自己的蠢事寫在書上了……）。

問醫師關鍵問題 QUESTION ....

Q1 打電波拉皮會不會很痛？

 雖然電波雷射儀器的設計中，已經有冷卻系統保護表皮，相對提
高治療的舒適度，但是當能量發射至皮膚時，還是會感到些許的
灼熱感。

如果真的不能忍受，請立即跟施行醫師反應，以免真的燙傷、起
水泡。

Q2 打電波拉皮很痛，我是否可以用舒眠麻醉？

A 一般來說，進行電波拉皮時，我不太建議使用舒眠麻醉（以靜脈
注射達到麻醉睡眠的效果）。

第一，電波拉皮療程的時間並不長，使用舒眠麻醉可能需要更長
的時間甦醒，且麻醉有一定的風險。再來，如果使用了舒眠麻醉，
當皮膚承受不住施打的熱能時，沒辦法第一時間讓醫師知道，比
較會有灼傷的可能。

Q3　電波拉皮的原理是什麼？多久會有效？

A　電波拉皮，是利用專門的治療探頭，將高能量的治療高頻電波傳導至皮膚層。醫學臨床證實可緊緻與雕塑皮膚。在治療後可達到皮膚底層的膠原蛋白增生，達到皮膚緊實的效果。

在治療後的六個月效果最為顯著，因為皮膚底層的膠原蛋白會漸漸新生。在這六個月中可漸漸感到療效，畢竟美麗是需要耐心等待的。

電波拉皮，並不是人人都適用

電波拉皮在剛推出時，的確是在抗老的領域中，畫下嶄新的一頁。但是每個人都適合電波拉皮嗎？

事實上，**電波拉皮對於老化症狀不嚴重的患者，能夠提供一定的回春效果**，但是年紀已經過大，或是皮膚已經過度鬆弛的人，施打電波可能就沒辦法達到自己原先預期的效果。所以還是建議先與自己的醫師溝通討論，哪一種拉皮方式對自己最有效，同時也要是自己能夠接受的治療方式喔！

打完之後，臉部會依個人體質有不同程度的腫脹，建議一週內若有

重要事情請延後施打。

　　另外，提醒有以下狀況者，不可以進行電波拉皮：

+ **裝有心臟節律器或其他體內電子裝置者。**

+ **懷孕婦女不適合治療**，但是哺乳中婦女仍可接受電波拉皮。

+ 若治療區域有**短效型填充物**（如玻尿酸、晶亮瓷等）、**長效型填充物**（矽膠等），或是**永久性人工植入物**（如人工鼻骨、人工下巴等）請需完整告知醫師以便進行討論。

+ **術前三天避免去角質**（如磨砂膏、挽臉等保養）。

+ 若想治療部位的**皮膚有發炎或傷口，請等皮膚修復後再進行。**

　　雖然愛美是每個人的權利，但是還是要認清自己是否適合熱門療程，才能讓自己美的安心喔！

偷偷變美的醫美術後保養術

傷口照護	• 術後可能會有輕微皮膚泛紅或水腫，通常 3 ～ 7 天會獲得改善。 • 術後兩天多冷敷，同時加強保溼，可幫助皮膚修復及膠原蛋白增生更迅速。
日常保養	• 一週內避免強烈日晒。外出時請進行完整的防晒，例如使用 SPF30 ～ 50 以上的防晒品，並請 2 ～ 3 小時補擦一次，多利用傘、帽子等物理性防晒。 • 一週內避免接受雷射或使用 A 酸、水楊酸等會刺激光敏感的保養品。 • 術後一週洗澡時，水溫不宜高於體溫；並且避免泡溫泉或三溫暖。

拉皮不成變「花臉」——
音波拉皮

症狀　臉部皮膚鬆弛，如臉頰鬆弛、眼皮鬆弛、明顯的木偶紋等。

功效　以聚焦式高能量直接作用至肌膚真皮層與筋膜層，刺激膠原蛋白增生與重組，達到拉提。

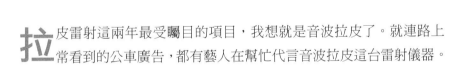

拉皮雷射這兩年最受矚目的項目，我想就是音波拉皮了。就連路上常看到的公車廣告，都有藝人在幫忙代言音波拉皮這台雷射儀器。

可是一躺上治療床，就真的可以輕鬆變年輕、變美嗎？恐怕沒有這麼簡單。

我曾留意過一則新聞，新聞主角為一個少婦因為貪小便宜，在一間剛開沒多久的醫美診所，選擇了低於正常市價的音波拉皮療程。

原本她興高采烈地想說花少少的錢，就可以讓鬆弛老化的臉皮回春。抱著雀躍的心情來到診所，在連醫師都還沒見到、溝通的情況下，她就豪爽地付了音波拉皮療程的費用。直接洗臉、卸妝，躺上治療床，

期待自己下床後的改變。

沒想到過程中，她一直覺得自己又熱又燙，不舒服到後背全是汗。但她只在心中安慰自己：「可能是麻藥敷的不夠久，或是自己本來就比較怕痛……。」因而未及時與醫師反應。

療程結束後，經由診所人員的帶領，她前往美容室冰敷休息，同時施打了診所贈送的美白針。她開始想說自己就快要變年輕、變白了，便沒太留意剛剛療程中的不適。

結束了所有療程，她仍然覺得臉頰熱熱痛痛的，特別是靠近下顎骨的位置。但診所的護士只是笑笑地告訴她：「這些都是正常現象，無須太過擔心。」

回到家的隔天，她發現昨天感覺到很痛的位置，看起來有一條條紅色的痕跡，就像是被藤條抽過般整個臉都腫了起來。她緊張地立刻打給診所，詢問到底是怎麼回事。

診所請她馬上回診，一看到她臉上的狀況才發現不對勁，立刻轉診到大醫院。結果醫院的醫師看到後，一詢問才知道她進行了音波拉皮，語重心長地說：「妳臉上一條條紅色的痕跡，是皮膚筋膜層灼傷所造成。治療後可能還是會留下疤痕。」一字一句地，讓她的眼淚直流。

我在書中不斷提到，對於醫師與診所的選擇有幾項要點：**選擇有經驗的醫師、選擇合格的診所，以及最重要的——選擇合理的價格。**

醫美市場的競爭，讓許多業者為了搶奪市場，而選擇了一樣的功能，但是進價明顯便宜的機種。便宜的機器不是不能使用，但是原廠檢測與機器穩定度，也是隨著機器的價格而能略窺一二。

羊毛絕對是出在羊身上，購買過度低價的療程，有絕大的風險可能是輸出能量不穩定的機種，才會導致這樣的憾事發生。

 問醫師關鍵問題 QUESTION

Q1 我是否適合音波拉皮？
可否有效改善自己目前的皮膚狀況？

A 請先詢問醫師，自己是否適合使用音波拉皮。雖然，音波拉皮是打到皮膚最深層的筋膜層（Superficial Muscular Aponeurotic system，SMAS），但是若已過度鬆弛，效果實在有限。此時，與操作醫師的溝通就相對重要，畢竟沒有人想要受了皮肉痛，結果卻不如自己心理預期。

Q2 這個療程的價格合理嗎？
為什麼你們的療程賣得特別便宜？

A 療程的價格取決於兩大部分，一個是操作醫師的經驗值，另一個就是儀器本身進口的費用。目前臺灣核可進口的音波拉皮儀器有好幾台，每台儀器的價格差異頗大，正因如此，市售的價格並不統一。最重要的還是不要被價格矇蔽了雙眼，畢竟是打在自己寶貴的臉龐上，不要因為貪小便宜而造成無法挽回的憾事。

關於雷射、注射等熱門微整，這樣保養、效果加倍

Q3 治療後需多久時間可以看到效果？能維持多久？

A 通常皮膚鬆弛若沒有太過嚴重，施打 1 ～ 2 次就會有一定程度的改善，但還是要請醫師針對個人狀態評估。效果維持的時間，需要看每個人平常的保養習慣以及實際年齡，進行諮詢時，都可請醫師做整體性的評估。

 什麼是音波拉皮？

音波拉皮與電波拉皮都是雷射型的拉皮機種，但是這兩種拉皮有什麼不同？

前一節中已有提及電波拉皮，是利用熱能作用在皮下組織，刺激膠原蛋白增生而達到緊實的效果；而音波拉皮則是使用高能量的超音波，直接刺激在皮下組織與皮下深層的肌肉筋膜系統（俗稱筋膜層）的位置。

筋膜層有多重要呢？一般傳統拉皮手術是直接透過在筋膜層進行結構性拉皮，達到回春。而**音波拉皮則是以不動刀的方式，利用超音波直接作用在筋膜層，進行拉皮。**

優點是不會產生表皮傷口，不像手術需要術後的傷口護理。缺點則是價格不菲，可能需要不只一次的治療，同時一定不如手術般改善效果那麼顯著。

如果施打全臉的音波拉皮，術後的一、兩週內，可能都會有頭皮被拉起的感覺或是出現頭痛症狀，皆為正常反應，不用太過緊張。而有些人施打後，一、兩週內摸到皮膚，還是會有水腫或是疼痛的感覺，這也是正常的術後反應。

但是以上症狀若超過兩週，為了以防萬一，請盡速與施行的診所連繫，請醫師判斷是否有其他的副作用。

 ## 市面上有各式音波拉皮儀器，怎麼選擇？

只要是市面上風行的產品，其他廠商都會立刻跟風，快速地推出類似、甚至山寨的商品。醫學美容產業中也是如此，所以這麼多的音波拉皮儀器，我們到底該怎樣選擇？

當然每個廠牌的音波拉皮儀器，都會有各自不同的效果，而價格通常也會跟著效果成正比的曲線。

在書中，我並不會推薦任何一家廠商的儀器或品牌的商品，只會跟大家分享如何正確選擇、挑選的祕訣。

對於音波拉皮儀器，我個人會選擇的是：**上市較久的機器，若有通過美國食品藥品管理局（Food and Drug Administration，FDA）認證的儀器更為加分**。但同時符合這兩個條件的儀器，可想而知，要價也會是所有音波拉皮機器之最了。

偷偷變美的醫美術後保養術

傷口照護	• 術後可能會有輕微皮膚泛紅或水腫，通常 3～7 天會獲得改善。 • 術後一週可能都會有水腫的感覺，建議可多冷敷。
日常保養	• 加強保溼，可幫助皮膚修復及膠原蛋白增生更迅速。 • 一週內避免強烈日晒。外出時請進行完整的防晒，像是使用 SPF30～50 以上的防晒品，並請 2～3 小時補擦一次，多利用傘、帽子等物理性防晒。 • 一週內避免接受雷射或使用 A 酸、水楊酸等會刺激光敏感的保養品。 • 術後一週洗澡時，水溫不宜高於體溫；並且避免泡溫泉或三溫暖。

我想跟你緊緊的愛在一起
── G 緊雷射

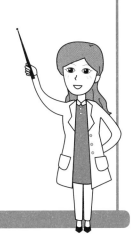

 症狀 產後陰道鬆弛，陰道分泌物不足、尿失禁問題。

 功效 陰道緊實，增加性行為時分泌物。

雖然國父說：「生命的意義，在於創造宇宙繼起之生命。」但每個女人在努力實現偉大任務後，最容易遇到難以啟齒的問題，不僅是懷孕過程開始頻尿，嚴重者還會有漏尿問題；再來就是沒辦法跟老公「緊緊地愛在一起」。

在我身邊總是可以聽到不少這樣的困擾，甚至有人擔心生完小孩後，就無法擁有懷孕前的快樂性生活，而選擇了剖腹生產的方式。

也曾遇過夫妻因為性生活不愉快，老公特地帶著老婆來諮詢陰道改善的手術，其中較多數的案例是在生過小孩後。

甚至也有老婆因為老公外遇，而讓老婆認為是不是只要改善「私密

問題」，老公就有可能回心轉意。

在早期社會，大眾因沒有這方面的觀念，以及缺少開放討論的自由風氣，以致於多數人較避而不談，也較少尋求婦產科治療。但現在可不一樣了，電視媒體一天到晚在挑戰社會大眾對於性的尺度，除了大方展露身體曲線，就連床笫私事都可以在談話與娛樂性節目中討論。

而且女性意識愈來愈抬頭，自覺想要提高對性的享受，不再只是為了滿足另一半的需求。

因為如此，這十年來，醫美產業積極發展關於可以「緊緊愛」的手術，也愈來愈多人前往諮詢與施做手術。

普遍來說，想要改善陰道鬆弛的女性，通常會合併發生其他生產後的困擾，比如說陰脣肥厚或是痔瘡問題。

但是，真的只能透過手術嗎？即便可以重新擁有性愛的炙熱，可是不少人聽到手術二字，還是擔心害怕躺上冰冷的手術台。

所幸這幾年的技術發展，不用手術、透過「G緊雷射」也可以有一定程度的改善。

臺灣目前推行此項雷射的診所雖然還不多，但是據市場反應以及身邊成功友人的回饋，效果似乎明顯感覺得到。

雖然學理上，雷射效果可能無法與手術效果比擬，也沒辦法一次解決其他因為生產而帶來的雜症。但若能用自己可以接受的方式，重新找回屬於你們倆人的快樂時光，何不嘗試看看呢？

什麼是 G 緊雷射？

G 緊雷射屬於非侵入式療程，治療時間及術後恢復期皆較傳統的陰道緊實手術。

可改善私密處鬆弛、乾澀等；年紀稍長的女性，能有助緩解尿失禁問題。

目前市面上有兩大種類的陰道雷射儀器：

第一種類似飛梭雷射，將陰道的表皮淺淺地磨過一層，讓表皮組織重新生長，增加陰道皮膚的厚度、達到緊實效果，同時較容易分泌潤滑的分泌物。

第二種就是雷射治療，藉由雷射光束的熱能，促進陰道內的皮膚膠原蛋白增生，達到緊實功能。

而 G 緊雷射恢復期較短，約一週即可恢復。**建議恢復期間不能泡澡，不要有性生活，注意會陰部的清潔。**

依照每個人不同的身體狀況與心理需求，需要接受療程的次數也不盡相同。一般而言，通常在 1 ～ 3 次的療程內，就會達到一定程度的改善了。而孕婦、糖尿病患者，或治療部位有發炎症狀、經期中都請暫時不要進行治療。

問醫師關鍵問題
QUESTION

Q1 雷射術後多久不能「做愛做的事」?

 雖然這問題有點令人難以啟齒,但是既然要做了,當然要鼓起勇
氣問啊!如果診所提供的雷射,是前文提到的飛梭雷射原理,我
會建議至少一週內不要有性行為,忍耐一下可以換來後面更美好
的體驗。

若是診所提供的雷射,是以雷射光束的熱能進行刺激,一般來
說,建議 3 ~ 7 天不要有親密行為,若是可以忍耐,一週以上還
是比較理想的。

Q2 除了不能「愛愛」,其他特別注意事項?

 有些診所會提供可以鹽洗的藥劑或是生理食鹽水,請依照每個診
所提供的注意事項與藥品,乖乖地按時遵守喔!

魔法填充術──**玻尿酸**，找回青春飽滿

症狀 臉部脂肪不足的凹陷，如臉頰、淚溝、法令紋等。

功效 填充各種凹陷部位，達到回春；增高鼻子、拉長下巴，改變輪廓深度。

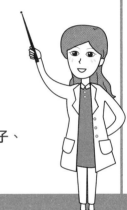

有些人明明年紀不大，但看起來就是老態。是什麼原因讓人第一眼就覺得是「天生老臉」？

我們可以從面相上來看，最常見的老態通常是法令紋過深，有些甚至合併凹陷的淚溝，整個人看起來就是無精打采。明明睡得很飽，可是別人都以為自己前一天熬夜通宵。

在醫美診所裡，可以看到許多年輕的男男女女前來求診，都是為了自己臉上「小小缺陷」，但帶來蒼老感的「大大傷害」。希望經由微整形，可以讓自己看起來像真實的年紀，或是可以比實際年齡還要年輕一些。

某次，在診所看到一位帶著「苦命臉」的女性來問診。她一進來也

說不清楚自己想要做的醫美項目，只是淡淡地說：「希望可以變漂亮，長相變好命一點。」

醫師低頭看了病歷表，發現她的年齡不過二十六歲，可是抬頭一看，卻覺得她已年近四十了。

定睛一瞧，發現她的問題原來出自臉部過多凹陷，像是夫妻宮（太陽穴的位置）、法令紋、蘋果肌以及淚溝，都不像是這年齡該有的樣子，怪不得看上去會覺得像極了苦命的「阿信」。

經過諮詢溝通，才知道原來她下個月就要去見男友的雙親，希望留給對方家長一個好媳婦的形象。

透過醫師建議，她選擇施打全臉的玻尿酸，填充凹陷的夫妻宮與蘋果肌，讓顴骨不要這麼明顯，給人的形象才顯得溫柔婉約。同時填補法令紋與淚溝，看起來不會這麼老成。

施打的過程中，她緊張到心跳加速，整個人都快要昏厥而有點暈針。醫師很快地結束療程，拿了鏡子給她看。她一看到鏡子中的自己，就像看到重生的自己一般，整個人都不一樣了，沒想到一打完就能立刻見效，讓她直呼一切都值得了。

其實，苦命阿信透過一針玻尿酸，也能成為貴氣十足的少奶奶。

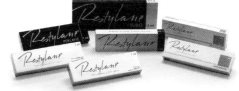

▲ 注射玻尿酸，具有改善臉部脂肪不足的凹陷等用途。

問醫師關鍵問題 QUESTION ....

Q1 我的狀況需要用什麼樣的玻尿酸比較適合？

A 由於玻尿酸的分子有大小之分，在不同部位會建議使用不同的分子大小做為填充。

一般臨床使用會將大分子做為基底支架，如果表面細紋或是皮膚較薄的位置，則用小分子做為修飾，讓表面可以更為平整一些。不過要有心理準備，雖然小分子可以讓皮膚修的非常平整，但是唯一的缺點就是吸收快，不到一年半載就會消耗掉了。

Q2 玻尿酸可以打在嘴唇上嗎？

A 可以。很多女性因為嘴唇太薄，顯得不夠性感以及讓人有個性冷淡的誤解，可以透過施打玻尿酸，打造出性感與豐滿的唇型。建議施打小分子玻尿酸（分子大小會影響保溼效果，分子量愈小、吸收的水分就愈少），施打過程會有點刺激，畢竟嘴唇本來就比較敏感。

施打後，建議少喝熱湯，以延長玻尿酸在嘴唇上的效果。一般而言，施打玻尿酸的豐唇效果，時間大約維持三個月到半年。

PART 2 玻尿酸

PART

2

玻尿酸

關於雷射、注射等熱門微整，
這樣保養、效果加倍

• 091 •

超強吸水體，內用、外用都有效？

大家熟悉的玻尿酸（Hyaluronic acid，學名醣醛酸，也有人稱透明質酸），是構成人體細胞外基質的主要成分，在人體肌膚真皮層內更是不可缺少的成分，會隨著年齡的增加而減少，造成肌膚乾燥缺水、老化。

目前在人體的應用上，主要分為外用與內用兩大方向。若能適當補充玻尿酸，不但能夠幫助肌膚從表層吸取大量水分，還能增強皮膚長時間的保水能力。

外用的玻尿酸，多塗抹於皮膚表面、進行保水功能。正因為屬於水溶性大分子，無法滲透與通過皮膚表層，才能因此成為極佳的皮膚外層保溼劑。

特別要提醒大家的是，玻尿酸不管分子多小，都不可能穿過表皮層、直達真皮層。因此，如果有保養品廠商號稱他們家的玻尿酸分子小，可以直接滲透到肌膚底層的話，那你就要考慮是不是該繼續支持這個專業知識不及格的廠商了。

而內用則是將玻尿酸當成填充物，直接注射於人體，應用的範圍很廣泛。可以注射於人體皮下組織與軟組織的位置，例如作為臉頰凹陷的填充物、增加膝蓋軟骨的潤滑，甚至可以直接打在男性生殖器的龜頭上，進行增大效果。

除此以外，在二〇〇三年美國食品藥品管理局已核准：透過注射玻尿酸作為修補肌膚細紋之用，而掀起了全世界的醫美大革命。

	偷偷變美的醫美保養術
術前	• 注射前三天，請不要服用阿斯匹靈或其他類似抗凝血藥物，以免注射部位產生瘀青或流血現象。 • 術前皮膚若有發炎現象，不建議施打。
術後	• 術後的正常反應：輕微泛紅、腫脹等。1～2天後，腫脹會消失；2～3週後，觸摸施打部分仍會有些許硬塊感是正常的，很快就能變柔軟。 • 術後六小時內，避免接觸或按壓注射區域。 • 一週內，不可進行日光浴或蒸汽浴，以免填充物與皮膚組織結合前發生質變。

PART

2

玻尿酸

關於雷射、注射等熱門微整，
這樣保養、效果加倍

施打肉毒桿菌，
3 小時內不要躺平

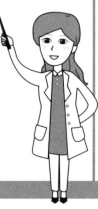

 症狀　抬頭紋、魚尾紋、國字臉、小腿肌肉過度發達。

 功效　撫平動態與靜態紋路，改善咀嚼肌發達的臉型，消除明顯的小腿肚。

相信許多人都有這樣的經驗，家裡的長輩們年紀到了一個程度後，無論本來是單眼皮還是雙眼皮，都會因為地心引力與皮膚老化造成的鬆弛，讓眼皮變得又重又垂。

在我的家族當中，有不少長輩即便已經做過雙眼皮手術，還切掉為數不少的鬆垮眼皮，可是過不了多久的時間，眼皮又會不爭氣地掉下來。又因為已經在雙眼皮手術中，切除了許多不需要的皮膚組織，當時為長輩進行手術的醫師便建議：「或許可以考慮施打肉毒桿菌，讓眉毛上的皮膚收緊一點，利用眉毛上揚的拉力，達到雙眸眼皮撐開的效果。」

肉毒桿菌是個具多功能的醫學產物，一開始施行在醫學層面時，多

用於改善偏頭痛、磨牙、斜眼以及肌肉痙攣的問題。後來才轉變到醫學美容的項目，用來治療肌肉肥大（如臉頰與小腿），或是治療皺紋（像是魚尾紋、抬頭紋等）。

就連家裡的爸爸也曾打過肉毒桿菌。雖然他的年紀不小，而且平常總是表現出不修邊幅的男性模樣，但其實內心裡住著一個愛美的大男孩靈魂。

他這輩子最在意的，就是隨著年齡老化而下垂的雙眼。過去帥氣的單眼皮，年紀大了卻成了兩眼下垂的老態無神。

有一天他一進家門，我們看見他雙眼腫脹，還以為老爸發生了什麼事情。結果原來是他怕我們反對，所以就自己偷偷地跑去割了雙眼皮，拿掉眼皮上多餘的脂肪。萬萬想不到，他竟沒有跟我們商量，就自己跑去做醫美。

手術一週後回診拆線，我仍是覺得他的眼睛看起來有點下垂、打不開，感覺那瞇瞇眼上只多了大大的雙眼皮，卻沒有擴大眼睛的可視範圍。最後，醫師決定在他的眉毛上方、施打肉毒桿菌，試圖要將眉毛往上抬，增加雙眼的視野與眼神力度。

這次，老爸依然沒有告訴我，醫師決定幫他施打肉毒桿菌。那我是怎樣發現的呢？

那天，我一看到老爸本來的八字下垂眉，突然變成了怒髮衝冠的岳飛眉，眉尾整個比眉頭高了將近半公分，看起來就是兩側頭皮整個往後拉起的不自然緊繃樣。

這才知道，老爸因為怕我們又罵他亂花錢，特地趁晚餐時間大家都

不在家，跑去找醫師施打肉毒桿菌。但又怕被我們發現額頭上的針孔痕跡，所以打完後馬上躲回房裡睡覺。

　　真不知道，是醫生沒有提醒他、還是他自己根本沒聽進去，**施打額頭的肉毒桿菌，在三小時以內不要平躺**。不然後果就是從帥氣模樣，變成怒髮衝冠的樣子了。

3分鐘 問醫師關鍵問題
minute QUESTION

Q1 施打多久後會開始有效果？

A 每個部位施打肉毒後，發揮作用的時間都不太一樣。以臉部動態細紋來說，大概是 2 ～ 3 週開始產生明顯的效果與感覺。而抬頭紋、眼角魚尾紋等表情紋，大概要 3 ～ 4 週開始，會感覺到一些表情動作改變。當你不太能夠做鬼臉或是抬眉毛等動作時，這就表示效果已經發生作用。

而臉部較大的肌肉、像是咀嚼肌，大概要 2 ～ 4 週，臉部會開始感覺到吃東西會有痠軟的感覺，這就表示藥效開始作用，通常約在施打三個月後是最佳的效果。

Q2　我的胖胖臉是肌肉問題還是脂肪問題？

A　如果是脂肪問題，打肉毒就沒有太大的幫助，到頭來只是浪費荷
包。因此諮詢時要向醫師問清楚，自己的胖胖臉問題，是否可以
真的可以用注射肉毒桿菌解決，或是醫師有建議其他的方案，確
認符合自己的問題後再進行施打喔！

Q3　多久後需要再施打肉毒桿菌維持效果？

A　大部分的情況是，較小的肌肉如眼尾與抬頭紋，以及大笑會露出
牙齦的陽婆婆紋（嘴脣四周出現幾條淺淺的垂直紋路），肉毒維
持的時間大約是在 3 ～ 6 個月。

而臉部咀嚼肌的肌肉，一般是維持大約半年，但是施打幾次後，
因為肌肉的反應會逐漸降低，維持時間可以慢慢地拉長。至於小
腿肌肉，一樣約維持半年，也是隨著施打的次數，維持時間可以
慢慢增加。

 發達肌與皺紋的剋星

注射肉毒桿菌，可以阻斷乙醯膽鹼（中樞神經以及周邊神經系統的
神經傳導物質）釋放，讓肌肉無法收縮、進而放鬆，改善過度活躍的肌

肉以及除皺。針對肌肉肥大問題,肉毒桿菌療程可減少肥大部位的肌肉運動,達到雕塑臉部與修飾小腿線條的功能。

因此,肉毒桿菌作用在神經末稍,便可使肌肉放鬆、達到撫平皺紋的效果。可用於消除臉部的動態紋,如皺眉紋、魚尾紋、抬頭紋、皺鼻紋等、全臉拉提、眉型調整。

至於許多人揮之不去的困擾——過度發達的臉頰咀嚼肌與小腿腓腸肌,注射肉毒桿菌能讓肥大的咀嚼肌肉與腓腸肌局部失去張力、活動力下降,因而改變臉型以及美腿塑型。

此外,想要透過肉毒桿菌變小臉,請先和醫師確認自己是否為肌肉型胖胖臉。

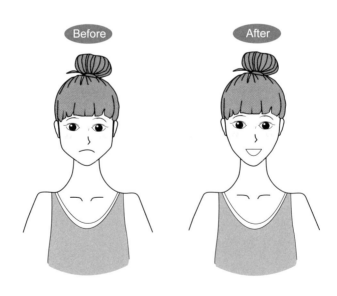

Before　　After

▲ 肉毒桿菌較能有效改善肌肉型胖胖臉,需先請醫師
　判斷你是屬於哪一種胖胖臉。

因為骨骼凸出、肌肉肥大或肥肪肥厚等因素所造成的圓圓臉，矯正方法各有不同，使用**肉毒桿菌較能有效改善肌肉型胖胖臉**。若醫師判定不是肌肉型胖胖臉，就要尋求其他適合自己的方法了。

曾傳出一旦施打肉毒桿菌除皺，如果不持續施打，皺紋會較施打前變得更加嚴重。事實上，這是錯誤的迷思！停止施打肉毒桿菌後，肌肉會慢慢地恢復力氣，頂多是皺紋逐漸回復，但不會變的比原來更嚴重。

肉毒桿菌還能改善多汗、狐臭

腋下異味形成的原因，多出自「多汗」和「狐臭」。

這兩種症狀的形成病因並不同，狐臭成因是來自頂漿腺（也稱大汗腺）腺體的分泌旺盛；多汗則是因為汗腺大量排出汗水，加上腋下皮膚細菌分解而產生異味。

有上述症狀者，經常會有社交上的困擾。早期都是透過手術治療，刮除多餘的頂漿腺，但因手術會留下疤痕以及疼痛度頗高，同時可能出現術後代償性出汗等副作用，所以近年來也有患者尋求注射肉毒桿菌進行改善。

治療原理是利用肉毒桿菌、阻斷神經與汗腺間的聯繫關係，達到改善局部多汗症，降低擾人體味，平均注射一次效果可維持 6 ～ 8 個月，相當於減輕一個悶熱春夏季所帶來的多汗及異味困擾。不過，實際注射劑量與效果維持時間會因人而異，建議要與診間醫師多做溝通討論。

偷偷變美的醫美保養術

術前	• 對肉毒桿菌配方中有任何成分過敏者，請不要注射。 • 不適合重症肌無力者、孕婦或哺乳中的婦女。 • 若有服用抗生素或干擾神經肌肉傳導的藥物，請告知醫師。
術後	• 注射後三小時內，避免按摩臉部、不要馬上睡覺（保持直立），同時避免頭部前傾及運動。 • 臉部咀嚼肌施打後可以吃口香糖，以幫助藥劑平均吸收，有助於達到較好的治療效果。 • 小腿腓腸肌施打後，三天內可以穿高跟鞋，幫助藥劑吸收，有助於達到較好的治療效果。 • 術後 1 ～ 2 週內要回診。 • 注射的部位可能會有浮腫和瘀青，或是短暫的眼皮下垂或頭痛等現象。 • 改善局部多汗症，約 3 ～ 7 天開始出現效果；治療肌肉肥大，則需要較長時間，約 2 ～ 4 週才開始出現。兩者療效約可維持六個月。

童顏針，
永保優雅美少女的祕密

症狀 臉部凹陷，手背凹陷。

功效 刺激自體膠原蛋白增生，達到膨潤的回春效果。

我常看到不少阿姨們，會用雙手將她們的臉皮往斜四十五度角的方向拉，開心地跟我說：「妳看，只要這樣我就變年輕了。」卻沒有意識到，她們拉扯著下垂眼角是那數十年的風花歲月，而羅馬絕不是一天所造成的。

對於「資深美少女」的需求，前幾年醫美市場出了一個優雅型的商品，可以讓膠原蛋白增生，偷偷地變年輕而不被周圍的人發現。它是童顏針，也就是 3D 聚左旋乳酸。

在上市後的半年間，診所的諮詢師跟美容師們都自願付費當先鋒隊，畢竟原廠測試的對象都是歐美白人，並不是亞洲區的黃種人，總是

讓我們有所疑慮。經過半年多的觀察，我覺得是有些效果的。當然無法跟拉皮手術或是電波拉皮相提並論，但是的確可以讓人慢慢地變年輕。

在某個炎熱的下午，有位四十多歲的銀行經理來找我喝咖啡，閒聊中提到她最近有一個約會的對象，年紀明明差不多但是皮膚狀況看起來卻比她年輕許多，讓她認真地想要做一些「偷偷變年輕的醫美小心機」。

其實她的皮膚狀況並不差，而且也沒有特別凹陷的部位或是明顯的皺紋；但是不夠飽滿、缺乏彈性。我突然想起了童顏針（3D 聚左旋乳酸），於是推薦她可以試一試。

她聽了我的建議，找了對童顏針有足夠的臨床經驗、又熟悉的皮膚科醫師，準備施作這個醫美項目。過了三個月，她打了通電話給我。

「我上次去打那個童顏針，感覺沒什麼用啊？而且臉好像變得有點凹凹凸凸的？」電話一端傳來她擔心與失望的聲音。

「怎麼會？妳術後有沒有乖乖地照著衛教照顧啊？」我感到有些納悶了。

「衛教？我打完回來什麼都沒有做啊？」聽起來，就能知道她不太明白衛教內容有哪些。

「好吧，妳最近有去泡溫泉嗎？有沒有乖乖臉部按摩？」

「溫泉？當然很常去呀，最近天氣這麼冷。但是為什麼要按摩臉？」她給了我一個快要讓人昏倒的答案。

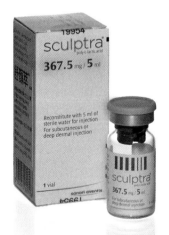

▲ 童顏針呈現粉末狀，可刺激膠原蛋白增生、重現緊緻膨潤。

「是的，注射完童顏針需要按摩臉部才會均勻地膨潤。」我還是必須跟她說明這個殘忍的事實。

不管是什麼醫美項目，我都想提醒大家：「不是走出醫美診所後，什麼都不做就會優雅地變美哦！術後的關鍵保養動作，不僅是一定要做的居家保養，還可以讓施打的效果更好、更持久。」

 問醫師關鍵問題 QUESTION

Q1 需施打幾次才可以有明顯的效果？

A 通常一次就會有一定的效果，但還是建議施打一個完整療程。依個人臉部凹陷狀況程度不同，通常需要 3 ～ 6 次，較能達到完美的效果。

Q2 童顏針可以打在眼周嗎？

A 一般而言，並不建議打在眼周，即便是要改善眼部淚溝凹陷，也會建議施打在淚溝下方或是蘋果肌的位置。同時搭配玻尿酸進行填充，達到回春的功效。

Q3 打完童顏針隔幾天都消掉了，是不是沒有效果？

A 如果你充分了解童顏針的原理，就能夠明白童顏針主要是刺激自體膠原蛋白增生，達到外觀膨潤的效果，因此需要耐心等待以及術後妥善按摩，才能有預期的功效。

  什麼是童顏針？

童顏針的本名是聚左旋乳酸（PLLA），具生物相容性及能被生物自行分解代謝的物質，在醫學界已經使用數十載。

外觀為微粒注射型粉末，注射進入真皮層時，會暫時取代已經流失的膠原蛋白，並漸進式地在肌膚組織中一邊進行崩解釋放作用，一邊促進膠原蛋白再生。不著痕跡地悄悄改善皺紋、淚溝，以及豐滿雙頰與夫妻宮等凹陷問題，進而達到回春之效。

由於童顏針注入皮膚底層後，需要一段時間慢慢地刺激膠原蛋白增生，無法立即看到最終的治療成果。因此需要耐心等待與配合術後按摩，才能達到最佳的狀態。

一般而言，通常在治療 1 ～ 2 個月後便可看到初步效果；3 ～ 6 個月後則會更加明顯。由於每個人的體質、臉部凹陷與老化程度、術後保

養與生活習慣的不同，所需要的劑量、療程次數、療效的成果及持久度，皆會因人而異。

較輕微的患者，有可能只需要 1 ～ 3 次的治療；較嚴重的患者可能需要 4 ～ 5 次的治療。每個人每次治療使用的劑量，都會因個人體質或需求而有所差異，這些都需要有經驗的醫師實際進行專業評估和規畫。

根據目前原廠所提出的文獻報告中指出，治療效果可以長達兩年之久，算是一個長效型的填充材質。

 ## 不是所有部位都可以注射童顏針

童顏針可以同時進行多部位除皺，但不是全臉都能施打，像是不建議用於眼周、雙脣。如果有眼周與嘴脣的填充需求，還是建議使用玻尿酸比較合適。

注射後，會因施打填充材質而暫時呈現水腫狀態。一般而言 3 ～ 7 天會逐漸消退，一開始的缺陷之處會暫時重現。這時候先別緊張，不是施打無效，而是童顏針會在接下來的數週術後修復期，刺激患者自體膠原蛋白生成，來悄悄填補流失的凹陷處。

特別要注意的是，雖然童顏針很吸引人，但並不是每個人或是所有時刻都適合施打，像是孕婦、有蟹足腫病史者等，以及少數敏感肌可能因注射童顏針產生敏感性丘疹，以及用手就能觸摸得到的結節。建議治療前須經醫師指示評估皮膚狀況。

偷偷變美的醫美保養術

不適用對象	• 懷孕期間； • 有蟹足腫病史者； • 正在服用抗凝血劑者； • 有凝血功能異常病史者； • 類風溼性關節炎患者。
術後保養	• 注射後立即按摩，每次按摩五分鐘，每天五次。 • 持續按摩五天，有助童顏針平均分布於真皮組織，雕塑未來的完美輪廓。 • 術後三天建議口服抗生素避免感染。 • 每次按摩後，需於注射部位進行冰敷五分鐘，減少術後水腫。 • 三個月內避免泡溫泉，同時避免用太熱的水洗臉。

一針就白，
美白針真的有效嗎？

 症狀 肌膚暗沉，精神不濟，新陳代謝不佳。

 功效 加強細胞新陳代謝，抑制黑色素生成，美白肌膚。

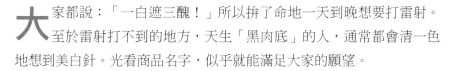

大家都說：「一白遮三醜！」所以拚了命地一天到晚想要打雷射。至於雷射打不到的地方，天生「黑肉底」的人，通常都會清一色地想到美白針。光看商品名字，似乎就能滿足大家的願望。

某天的午夜，一位網友在臉書粉絲專頁寫了訊息給我，問我美白針到底有沒有效？

我回覆她：「妳為什麼想要打美白針？」她的答案是因為想要變白。

因為透過臉書私訊功能，很難三言兩語說清楚美白針的原理，那時我還特地寫了一篇文章回應她。文中針對變白的需求，跟大家說明為何美白針可以有效。

PART **2** 美白針

關於雷射、注射等熱門微整，
這樣保養、效果加倍

但我特別要聲明的是——**美白針有效，但它是短暫的效果。**

如果美白針是永久性效果，那我想市面上就不會有那麼多的美白商品了。所以我們要理性的分析與判斷，怎樣正確又有效率的美白。當然這個時候，美白針就會是一個可以考慮的選項了。

你追求的白皙是白雪公主，還是暮光之城？

美白針之所以會讓人變白，我個人分析主要是三個原因，以下將一一說明。

✚ 第一種白：氣色變好的白。

很多美白針的成分，不外乎就是維他命 B 群與胺基酸，讓施打者感覺精神會變好。

其實重點都是在**養肝、提高代謝率、提振精神**。人體肝臟修復的好，精神就好、自然氣色跟著變好，臉色就不會暗沉，看起來就會有種變白的感覺。

優點是精神變好；缺點是變白與精神變好的效果時間不長。

✚ 第二種白：皮膚透亮的白。

關於美白的成分，以美白針來說，最理想的當然是水溶性的維他命 C。雖然，維他命 C 可以藉由飲食中的水果來攝取，但是高濃度的維他命 C 經由血管吸收，效果馬上立竿見影。

優點是皮膚馬上看起來亮白；缺點是若經常施打或過量，可能導致腎臟負擔。

+ 第三種白：白雪公主的白。

保養品常見的美白成分——傳明酸（Tranexamic Acid，人工合成的胺基酸）。傳明酸，能夠抑制麥拉寧色素（也就是黑色素製造者）的形成，同時能做為止血劑的運用。臨床上常用於手術止血，後來則演變成醫美診所主推的美白針成分。要注意的是，此成分主要的作用是止血功能，因此心血管疾病的人不適合使用。

優點是暫時讓皮膚有雪白的白皙感；缺點是某些人對於傳明酸的成分，可能會有過敏反應。

市面上充斥著各式各樣的美白針名稱，也有高高低低不同的價位，但是哪一個才是真的有效？價格真的能代表效果？

事實上，美白針是否有效，**除了成分很重要以外，同時也是需要具備調配的技巧，也就是美白針的成分比例設計。**不用過高的藥物劑量，而能夠達到加乘的效果。

目前市面上施打的美白針配方，有些診所是直接使用藥廠建議的調配比例；有些診所則是院內醫師對於美白針的調配想法，而認為是診所的獨特祕方。

但是可以確定的一件事，就是太便宜的美白針一定效果不好，成分最多就是食鹽水加上維他命 C，濃度還很淡。

可是貴的美白針就真的比較好嗎？我曾經看過成分非常豐富完整的美白針，可是打起來的效果卻不如它的成分內容應該有的表現。

因此，美白針有效與否，除了成分，醫美診所的調配經驗與技巧也是一個關鍵。

我建議如果真的想要施打美白針，請找熟悉且有信譽的醫美診所，至少施打的針劑品質能保有一定的水準，並且安全又安心。

  3分鐘 minute 問醫師關鍵問題 QUESTION ....

 Q1 美白針真的有效嗎？可以維持多久？

A 雖然，前面已經偷偷先告訴各位答案了，不過詢問醫師這些問題，就可以透過問題的答案，來判斷眼前這位醫師的專業度與經營理念，是否符合心中的理想醫師。

 Q2 診所提供的美白針，是什麼成分呢？

 A 美白針，雖然看似簡單的醫美項目，但因為施打在體內血管，

最好還是要了解是什麼成分比較好。如果不小心發生過敏狀況，心中才有個底，知道自己可能對哪些東西過敏，未來才能避免再次發生過敏情況。

不能將美白針視為萬靈丹

要去施打美白針時，就必須知道：**美白針帶來的白，只是暫時的白皙，並不是永久的「白底」**。有了心理準備後，就要自行評估是否需要這個短期立竿見影的方法。

當然，有重要時刻急用時，我並不反對施打美白針，但是不建議把美白針當作唯一的美白方式。

除此之外，我建議不要太常施打美白針劑。

畢竟美白這件事，不是單單靠一個立即有效的萬靈丹就可以了。而是**在日常生活當中，養成均衡的飲食營養，注重日間防晒、勤保養**，而且將這些美白的要件，融入在每天生活中，就可以自

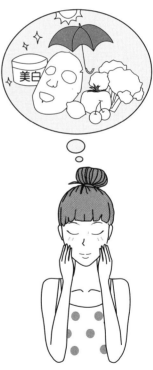

▲ 美白沒有萬靈丹，除了防晒、美白保養品外，還要養成均衡的飲食營養。

然而然的與黑色素說掰掰。

要特別提醒的是，美白針屬於酸性的針劑，同時針頭穿過血管注射也是對血管壁的一種傷害，建議施打的頻率不要過度頻繁。

我們要在年輕的時候、好好保養自己的血管，才不會到老了、生病了，醫院的護士都找不到可以施打的血管，那就真的悲劇了。

PART 3

電眼、美鼻、豐胸……
術後保養，完美變身零失誤

想要有立體五官、美胸纖腿等黃金比例，
除了微整形，你可以透過手術完成長久改變。
只要選對適合自己的手術方式、術後關鍵保養，
不必擔心失誤、達成完美變身。

電眼縫合術，
讓你的世界變亮麗

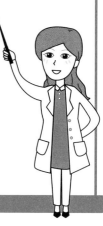

效果 改變眼型，調整眼瞼下垂。

方法 手術可分為縫雙眼皮（訂書針雙眼皮為其中之一）、小切口雙眼皮、割雙眼皮。

眼睛不只是靈魂之窗，也是人與人面對面時最先關注的焦點。擁有一雙迷人電眼，不但能增添魅力，也較容易獲得他人良好的第一印象。所以，許多擁有單眼皮或內雙眼皮的女性，都渴望成為水汪汪的大眼美女。

雖然，許多人害怕接受手術，但有不少人認為雙眼皮不算是一個整形手術。正因如此，**雙眼皮手術可說是整形的入門款，在每年夏季，是詢問度最高的手術。**

我曾經遇過一位二十出頭的年輕女性，常常因為單眼皮及眼皮下垂，被誤以為年紀很大。除了看起來較沒精神，連帶造成她對自己非常

沒自信。因此她從國中開始就非常熱衷學化妝，沒有黏雙眼皮貼就不敢出門。但長時間黏雙眼皮膠，造成她的上眼皮與同年齡的朋友比較起來，顯得異常鬆弛。

更糟糕的是，她可能選用到透氣度不好的膠帶，又因為眼皮長期黏貼雙眼皮貼，雙眼皮上有著紅紅的痕跡，長久下來，形成無法癒合的一道小傷口。

經過幾番思考，為了一勞永逸，她決定去做雙眼皮手術。

手術完成後，不僅解決了眼皮鬆弛的問題，也不再有黏貼雙眼皮貼的傷口，每天不用再花那麼長的時間化妝。更重要的是，她的眼神隨時帶著「電力」，不再是過去想睡又無精打采的迷濛眼神。除了外觀上的改變，我感覺她整個人變得自信許多，個性開朗不少，不再是原本那怯生生的小女孩了。

泡泡眼、眼皮薄、眼皮脂肪少，手術各不相同

雙眼皮手術到底可分為哪幾種？

坊間雙眼皮手術多細分為割雙眼皮、縫雙眼皮與小切口雙眼皮三種。有些診所會主打他們的手術方式是釘書針雙眼皮，其實這也是縫雙眼皮的一種，並沒有太大的不同，只是訂書針雙眼皮手術所使用的工具長得像訂書針，因而命名。

這三種手術方式各有各的優缺點，適合不同族群與年齡層，另外也需仰賴醫師的專業、經驗與美感。

　　建議想動雙眼皮手術的讀者，在術前與醫師充分溝通討論，才能選擇適合自己的手術方式，並量身打造出最適合自己的雙眼皮。

冰敷、溫敷，關鍵時間點不同

　　東方人進行雙眼皮手術的比例相當高，而且不一定是單眼皮的人，只要對自己眼睛形狀不滿意，多半都會想過調整一下雙眸。因此，無論是哪一種雙眼皮手術，都算是相當常見的一個眼部美容手術，差別只在於因應不同條件，而決定使用哪一種手術方式而已。

　　建議術前四週內不要服用會讓血小板凝固功能降低的藥物，如阿斯匹靈；術後不要趴睡或側睡，前三天加強冰敷、三天後再採取溫敷……正確的術前準備、術後保養，確實遵守才能讓自己的眼睛成功化身電眼明眸喔！

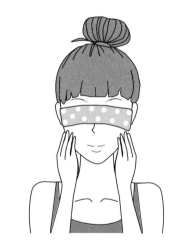

▲ 做完雙眼皮手術後，前三天加強冰敷、三天後採取溫敷，才能減少腫脹。

偷偷變美的醫美保養術

術前	• 術前四週內，請不要服用會讓血小板凝固功能降低的藥物（如阿斯匹靈）。 • 若有蟹足腫體質，請先告知醫師。
術後	• 前三天加強冰敷，三天後採取溫敷。每次約敷 10～15 分鐘，隔一小時後再重複進行。次數依個人方便而定，多冰、溫敷，可減少瘀腫。 • 傷口換藥需以無菌棉棒及生理食鹽水清潔，並塗抹消炎藥膏，每日三次。 • 未拆線前避免碰水，洗臉請暫以擦拭方式代替。若不小心弄溼傷口，請依換藥方式護理。 • 睡前少喝水及少吃含水量高的水果，避免延長水腫時間。 • 禁食刺激性或過敏性食物，如咖啡，辣椒，海鮮等。 • 保持心情穩定。兩週內盡量不戴隱形眼鏡，避免過度仰頭、低頭、抬重物、用力上廁所等過度拉扯動作，避免傷口腫脹出血。 • 可正常使用保養品，但需避開眼睛部位。眼部保養品建議於拆線（如割雙眼皮與小切口雙眼皮時）2～3 天後，視情況使用。 • 一個月內禁止做搓揉眼頭及眼睛的動作。 • 一個月內盡量不要趴睡，以免過度壓迫或是感染發炎。 • 術後三天可服用促進消水腫的藥物，如利尿劑、倒地蜈蚣草、大丁黃藥水等，以利滯留水分代謝。

電眼、美鼻、豐胸……

術後保養，完美變身零失誤

最適合你的雙眼皮手術

	縫雙眼皮（訂書針）	小切口雙眼皮	割雙眼皮
適合對象	• 年齡較輕； • 眼皮較薄； • 無明顯脂肪堆積。	• 先天與後天的眼瞼肌無力； • 眼皮較薄但皮膚不鬆。	• 泡泡眼（眼皮較厚或眼窩脂肪過多）； • 三角眼（眼皮下垂）、眼皮過多皺褶； • 年紀老化所造成的眼瞼肌肉鬆弛。
手術方式	在希望的雙眼皮高度上，縫上針孔般大小的 3～4 個點，讓眼皮上形成沾黏而出現雙眼皮的皺褶。	在雙眼皮摺痕中間，切開一公分以內的切口，縮短提眼瞼肌，改善眼瞼肌無力的現象。 加上左右縫上各一個點的縫合固定，形成雙眼皮的皺褶。	在希望的雙眼皮高度上劃切口，再進行雙眼皮的固定及軟組織的矯正（例如移除過多的脂肪與皮膚），改善泡泡眼。 若有需要，也可縮短提眼瞼肌，改善無力現象。
手術時間	30～60 分鐘。	60～120 分鐘。	60～120 分鐘。

	縫雙眼皮（訂書針）	小切口雙眼皮	割雙眼皮
優點	• 恢復快，傷口僅點狀、非常微小，就像釘書針一樣。 • 術後無須拆線、疼痛度較低。	• 可以縮短提眼瞼肌的長度； • 同時取出多餘脂肪（但不一定每個人都需要），使眼睛變得有神。	• 深邃好看、幾乎是永久性效果；可根據個人眼睛周圍的條件進行調整。 • 取出多餘脂肪，眼睛看起來比較不浮腫；去除過多的老化與鬆弛的眼皮。 • 可縮短提眼瞼肌，矯正無力問題。
缺點	• 無法矯正眼皮下垂、無法去除多餘皮膚及脂肪。 • 長時間後會發生縫線脫落，而需要再次修補。	• 無法矯正眼皮下垂、無法去除多餘皮膚及脂肪。 • 長時間後會發生縫線脫落，而需要再次修補。	• 恢復較慢； • 術後需拆線。
維持時間	可維持 3 ～ 5 年。	可維持 3 ～ 5 年。	幾乎是永久性。
恢復期	1 週～ 1 個月。	1 ～ 2 個月。	2 ～ 3 個月。

眼袋？臥蠶？淚溝？ 別再傻傻分不清楚

調整眼袋脂肪位置及眼袋多餘皮膚、改善疲勞眼。

眼袋手術可分為外開法、內開法；如果是單純淚溝，亦可使用玻尿酸填充。

在迷人的電力雙眸下，有著三樣大家可能聽過、但搞不太清楚的名稱——臥蠶、眼袋、以及淚溝。

眼袋，除了是疲憊的象徵，更是老化的表現，和具有電眼效果的臥蠶可不同。最簡單的區分方法：**微笑時看起來明顯、讓眼睛看起來有放大效果的便是臥蠶；而不笑時，看起來明顯、感覺衰老的就是眼袋。**

但是淚溝跟眼袋，很多人都分不太清楚，即便是在醫美診所上班的員工，有時候都還會判斷錯誤。

簡單來說，眼袋是堆積在臥蠶下區塊的多餘脂肪；**淚溝則是眼下位置的脂肪不足或是膠原蛋白流失。**

想要用簡單的方式解決老態，很多時候是處理眼睛下方的眼袋或是淚溝，輕易地就能讓人看上去年輕個好幾歲。

曾經有一個五十多歲的婦人，想要透過簡單又快速的手術，直接解決老態的眼袋問題，而隨便找了一家離家不遠、裝潢相當氣派的醫美診所就診。

除了眼袋大而明顯，她的雙頰皮膚鬆弛、伴隨著兩頰凹陷，而看起來疲憊衰老，因此想要達到回春效果可說是一項大工程。

當時，她只有幾萬元的預算，便直接告訴診所諮詢師，自己預算有限，想先做做看效果怎樣，再決定要不要處理臉上所有的問題。那間診所也欣然同意她的決定，建議她先進行眼袋移除手術，切除多餘的皮膚與脂肪，藉此達到回春之效。

結果手術當天，她不只不清楚執刀醫師的來歷，連要上手術台前，還跟醫師說：「醫生啊，拜託幫我多切一點皮，我都花這麼多錢了！」

沒想到，術前與術後溝通不良造成了反效果。

手術做完後，婦人的女兒緊急和我聯繫，想請教我有沒有辦法解決母親遇到的問題。當時，我一聽完來龍去脈，就知道事情不妙了。女兒傳來術後照片，我拿著手機淡淡地嘆了一口氣。果然是因為眼皮切除過多，造成眼瞼外翻。

女兒心急地詢問：「有什麼醫生可以幫忙解決現在的問題？媽媽做完手術後，眼睛真的很不舒服，要一直點眼藥水，不然眼睛會一直感到刺痛。」

我只能殘忍地回覆：「現在最好的醫生，就是時間了。」這樣的問題，

電眼、美鼻、豐胸……
術後保養，完美變身零失誤

只能慢慢靠時間的流逝,讓收的過緊的皮膚再度鬆弛,才能達到比較平衡的狀態。

有時候,醫美項目真的不是愈多愈好,或是愈便宜愈好。而是只有適合自己的,才是最好的。

 問醫師關鍵問題
QUESTION

 我在意的淚溝,到底是淚溝還是眼袋?

A 想要改善擾人的淚溝前,應該先詢問醫師:「我的淚溝可以有哪些方法進行改善?」如果是真淚溝,可以選擇以微整方式、填補填充物,如玻尿酸,晶亮瓷等;也可以選擇手術,將自體脂肪移植至淚溝的位置。

但如果醫師判斷你的情形為真眼袋、假淚溝,想要達到較理想的改善方式,就是選擇手術了。真淚溝,可以藉由施打填充物而達到一定程度的改善,但是假淚溝則會因為施打填充物而產生反效果喔!

因此,建議多諮詢幾個醫師,確認自己的是真淚溝還是真眼袋,才不致於傷了荷包又傷心。

Q2 我的眼袋是不是已經太鬆、需要去除皮膚？

A 這個問題的重點在於，醫師如何判斷你的狀況以及手術方法。如果醫師告訴你，你的眼皮太鬆需要取下皮膚，卻又跟你說傷口會藏在眼瞼裡面，所以完全不會看到疤痕，此時就要小心一點了。當然很多醫師可以讓傷口藏得很巧妙，但是如果醫師回答你的開刀位置並不合理，就要好好多評估幾個醫師，再決定執刀醫師。畢竟刀是畫在你身上，多審慎評估總沒錯。

PART

3

眼袋

電眼、美鼻、豐胸……
術後保養，完美變身零失誤

 ## 內開法、外開法，先看年齡選擇

眼下位置出現的眼袋與淚溝，常常會讓人覺得老態與無精打采，更是不少現今常用 3C 產品的年輕人與中老年人的困擾。

簡單說，眼袋就是皮膚鬆弛加上下垂凸出的脂肪所造成。有些人可以透過移除眼袋脂肪，或是重新平鋪眼袋脂肪的位置達到改善。並且不需要取下多餘的皮膚，就可以**使用內開的方式進行，將開刀的疤痕藏在翻起來的眼瞼裡**，外觀上完全看不到疤痕，**較適合眼袋還不是太嚴重的年輕人。**

前文的故事中，婦人**除了調整多餘不平整的脂肪外，同時需要移除**

鬆弛的皮膚。此時就需要使用外開法，將開刀的疤痕藏在睫毛下眼線的位置。 許多中老年人都需要這樣的手術處理方式，才能顯著改善眼袋的困擾。但是這樣外開法的風險，就可能像上述案例一樣，因移除過多皮膚而造成眼袋外翻。若有這樣的症狀，便需要時間讓皮膚慢慢鬆弛復原，並且暫時使用人工淚液及眼藥膏滋潤眼睛。

內開法和外開法手術，都可能產生的併發症為結膜水腫（下眼瞼感覺腫腫的，眼睛也會水汪汪、有異物感），但是經過醫師開處方、點藥水就可以獲得改善，無須太過擔心。

最適合你的眼袋手術

	外開法	內開法
適合對象	過度鬆弛，需要切除多餘皮膚的眼袋。	只需調整脂肪位置或是移除多餘脂肪，不需要切除多餘皮膚的眼袋。
手術方式	在下睫毛根部位置，切除多餘眼袋皮膚，調整脂肪位置，將疤痕藏在下眼線的位置。	由眼袋內側進行手術，移除多餘脂肪或是調整脂肪位置，讓眼袋恢復平坦狀態。
優點	大幅度改善鬆弛的狀態。	改善不平整眼袋，調整凸起或合併淚溝的症狀；外觀上看不到傷口。
缺點	近看會看到疤痕。	只適合眼袋症狀較輕微的人。

減少彎腰、低頭、提重物

關於**眼袋、雙眼皮手術，我都建議術後前三天內積極的冰敷**。冰敷可以止痛、幫助消腫，接著**手術後三天即可改成溫敷**，以促進血液循環。

而腫脹瘀青的恢復時間，會依個人體質有所差異，一般在術後一週、瘀青腫脹的狀況就可消退；少部分循環較差的人，可能需要二週、瘀腫才會完全消除。

眼袋內開法術後的瘀腫較不明顯，也比較快消退。術後 5 ～ 7 天拆線；若是結膜內眼袋摘除手術（從下眼瞼內側的結膜切開，去除多餘眼窩脂肪），則不用拆線。大部分的疤痕皆不明顯，一般人看不出來。

	偷偷變美的醫美術後保養術
傷口護理	• 傷口癒合前會有搔癢感，切勿用手搓揉。 • 前三天可隔著紗布、加強冰敷，每小時冰敷 15 分鐘（睡覺除外）。第三天開始溫敷，每天 2 ～ 4 次，每次 30 分鐘。 • 拆線後，如果疤痕有凸起現象，建議貼上膚色透氣紙膠至少二個月，進行疤痕護理。
術後照護	• 腫脹、瘀青現象約 1 ～ 2 週可消退，建議少低頭或採半坐臥姿勢，可服用止痛藥減緩不適。 • 術後不需用紗布覆蓋傷口，只需塗抹消炎藥膏，外出時可配戴太陽眼鏡遮擋。 • 避免咖啡、辣椒、茶等刺激性食物，並減少攝取高鈉含量的食物，才能有助血液回流、改善腫脹。

專欄

3大方法，打造迷人臥蠶

　　為什麼許多藝人（像是羅志祥與蔡依林）笑起來就是那麼有電力，只要輕輕一笑就能夠迷倒眾生、吸引眾多粉絲，最大原因就是常被誤以為眼袋的臥蠶魅力。

最適合你的臥蠶打造法		
	玻尿酸注射	自體脂肪移植	植入 Gore-tex
適合對象	想嘗試看看或害怕手術的人。	想要一勞永逸，無須一直補打玻尿酸者。	想要一勞永逸，無須一直補打玻尿酸者。
手術方式	直接注射。	抽取身上少許的脂肪，只使用經由離心純化處理後的脂肪，直接注射。	在眼睛的內外角各開一個0.2公分的傷口，直接植入人工條狀的 Gore-tex。
優點	不需恢復期。	通常只需一次手術；不需植入假體。	切口小、效果永久；比較不像脂肪那樣「泡泡」的感覺。
缺點	需定期回去補打。	可能需要 1～2 週的腫脹瘀血恢復期。	表情動作多的人，會比較容易變形。

它就位於與人互動最多的眼睛正下方，面相學中更認為臥蠶代表桃花、異性緣佳、旺夫。

臥蠶，其實是微笑時眼睛四周的眼輪匣肌收縮，所產生的條狀肌肉塊；有些人不笑時也會有一點。臥蠶除了可讓眼睛有放大效果，看起來更立體、迷人，更感覺像是在放電。

有愈來愈多人透過美容醫學的「現代易容術」，經由暫時性的施打微整或是永久性的手術方式，打造出自然的臥蠶。

上頁表格中整理出幾種後天臥蠶的方法，像是玻尿酸注射、自體脂肪移植、植入 Gore-tex，可以依照個人的需求，偷偷地讓自己變得更有魅力喔！

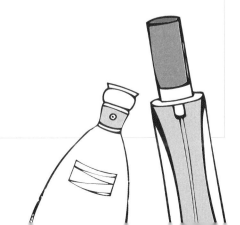

一根香菸，
毀了**隆鼻**後的高挺鼻梁

效果 擺脫塌塌鼻、打造立體鼻梁。

方法 手術：矽膠、卡麥拉、Gore-tex 隆鼻、自體與異體肋骨等；注射填充：晶亮瓷、玻尿酸。

塌塌的蓮霧鼻，一直都是許多東方女性的困擾。無論怎麼化妝、打鼻影，就是沒辦法像歐美名模般立體，以及具有美麗的維納斯線（Venus Line，轉側面九十度時，鼻尖、上嘴脣、下嘴脣與下巴頂端四個點，可以連成完美的一條直線）。

隆鼻僅次於雙眼皮手術，是美容醫學市場中的熱門手術。由此可見，一個高挺的鼻子多受到大家喜歡。就連歌手都在歌詞裡唱到：「讓鼻子再高一點，空氣才新鮮。」

某次，一位清秀的女性走進診所，她有著一雙迷人的大眼睛，修長的鵝蛋臉，纖細的身材。真要挑剔的話，就是鼻子扁塌、鼻頭大了一點。

可想而知，她進來的目的也是要解決這個美中不足的小缺點。不過，她一走進診所時，就聞得到濃濃的菸味。原來，她的菸癮非常大。

經過執刀醫師的評估，使用了矽膠合併自體耳軟骨與鼻中隔軟骨，作為隆鼻的材料。當天手術相當順利，形狀也非常完美。特別的是，她術後一週居然都沒有腫脹或異物的不適感，診所的人都感到十分開心。

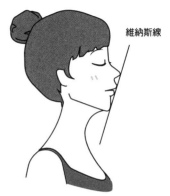

維納斯線

▲ 完美側面，就是鼻尖、上嘴脣、下嘴脣與下巴頂端四點連成一條直線。

不過，診所也再三告誡她，手術後三個月內不要抽菸，畢竟放在鼻腔內的部分是假體，抽菸會更容易形成莢膜。

什麼是莢膜呢？其實就是身體的一個自然保護機制，當外來物進入人體後，身體會經由發炎反應產生一個包膜將之包覆，以免外來物對身體產生不良作用。由於香菸中的焦油，可能會提高手術完的傷口後的發炎反應，進而提高莢膜攣縮的機率。

她對於手術的結果相當滿意，信誓旦旦地保證自己三個月內不會抽菸，搞不好還可以因此戒菸。直到拆線時，術後狀況非常良好，傷口沒有什麼分泌物，也沒有疼痛與其他的不適感。同時，我們也相信她或許可以因為隆鼻進而戒菸。

沒想到一個月後，她突然傳了張照片給診所同仁，表明她的鼻梁突然腫了起來，壓的時候還會有點痛，想詢問是否正常。看到照片後，我們立刻請她隔天回來給醫師看診。

　　回診時，鼻孔裡面的傷口化膿，嚴重到必須要拿掉植入的矽膠假體，若是拖下去後果不堪設想。還記得當時她聽到醫師說明必須拿掉假體，恢復後再重做時，她嘴裡不斷重複地說：「我只不過是抽了根菸，想說才抽一根應該沒關係……怎麼會這樣，怎麼會這樣……。」

 問醫師關鍵問題
QUESTION

Q1 建議使用什麼材質隆鼻？

A　常見的手術隆鼻材質有以下幾種：矽膠、Gore-tex、卡麥拉（矽膠材質在內、Gore-tex在外的複合型植入物）、自體與異體肋軟骨（IHCC）。每種材質都有不同的使用情形與優缺點，需請執刀醫師做詳細的說明與評估，決定使用哪種材質最適合自己。

Q2 使用什麼手術方法？

A　手術的方法有L型隆鼻，兩段式隆鼻，三段式隆鼻，甚至還有四段式隆鼻。需要在術前與醫師溝通最後的隆鼻方式，以及將會有哪些傷口需要留心照護，如耳後取耳軟骨的傷口或是取肋軟骨的傷口等。

$Q3$ 如何有效傳達夢想中的完美鼻型？

A 鼻型的溝通，是最需要花時間與醫師促膝長談的部分。建議拿著自己想要的鼻型照片，與醫師溝通是否能夠達到照片中的模樣，以及請醫師建議是否真的適合自己。有時候，好看的鼻子移到自己臉上，卻說不出哪裡怪，原因往往是不適合自己的臉型，所以與醫師充分溝通鼻型的美感是非常重要的！

 手術、注射填充物，哪一個適合？

上述案例會發生這樣的狀況，是因為沒有聽從醫師的衛教建議，才釀成的憾事。雖然隆鼻後抽菸不一定會有發炎、感染甚至夾膜攣縮等狀況，但不可否認的是，**醫師請你不要做的事情，就是會提高術後風險的注意事項**。

很多人對於手術風險都會有僥倖的心態，覺得手術同意書上那些風險、副作用或是併發症等，應該都不會發生在自己身上。反正平常買樂透也不太容易中獎，當然手術風險應該也難以發生。

可是，沒做好醫生提醒的術後護理與衛教，絕對會提高許多不可預期的結果，最後吃虧的還是自己。畢竟是自己的身體，還是乖乖聽從醫

師與診所的建議與按照規定用藥吧！

　　除了不要抽菸，其他常見的手術後禁忌：例如食用活血食物或是抗凝血的藥物，還有一定要避免平常會讓自己過敏的來源。因為你的過敏原很可能讓身體產生過大的免疫反應，造成提高排斥外來植入物的可能，進而提高隆鼻手術的失敗機率，這就得不償失了。

　　隆鼻手術的方法有好幾種，針對不同的情況與自己的喜好，找出適合自己的方式。有些人不希望是外來植入物，但**鼻型卻需要比較大的調整、又想要一勞永逸，移植自體肋軟骨就是不錯的選項**。手術的方式就是由胸下緣的切口取出自己的肋軟骨，作為墊高鼻子與調整鼻型的材質，進行鼻子改造。

　　可是隆鼻只有手術一途嗎？當然不是。這幾年的醫美市場，除了玻尿酸可以隆鼻，另一個常見的材質就是晶亮瓷了。

　　幾年前，晶亮瓷的臺灣代理商把這個材質命名為「微晶瓷」，後來因為太受歡迎，德國原廠收回代理權，直接進入臺灣市場操作，因此將中文品名改為晶亮瓷。所以，可別再以為微晶瓷跟晶亮瓷是不一樣的材質，它們其實是一樣的東西。

　　那麼玻尿酸與晶亮瓷這兩種不同的注射選擇，到底有什麼不同？

　　大家比較不陌生的**玻尿酸**，是可以抓住水分以及填補凹陷的聚合物，可以透過保溼的方式，讓它維持得更久一點。**優點是施**

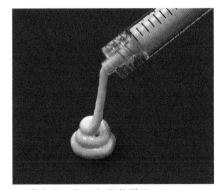

▲ 晶亮瓷，為白色乳狀質地。

UP！偷偷變美的鼻梁增高術			
	傳統隆鼻	玻尿酸、晶亮瓷	兩段式隆鼻	韓氏隆鼻（三段式隆鼻）
方式	從鼻孔內側放入L型矽膠。	直接施打於要增高的部位。	使用I型假體，加上取耳後軟骨墊在鼻頭頂點，配合鼻頭軟骨的塑型，增加自然性。	掀開鼻頭，一起調整山根、鼻梁到鼻頭。山根鼻梁植入假體，利用鼻中膈長度來調整鼻頭形狀（縮鼻頭、延長鼻頭、調整鼻孔形狀）。最後，取耳後軟骨墊在鼻頭頂點，自然又塑型度佳。
復原期	1～3個月，三個月到半年變得較自然。	幾乎沒有。	1～3個月，三個月到半年可變得較自然。	1～3個月，三個月到半年可變得較自然。
優點	外觀看不到疤痕。	快速且無復原期。	外觀看不到疤痕。	適合鼻子需要大幅度修正的人。
缺點	長期來說不穩定，且有穿出鼻子的可能性。	需定期補打維持效果。	無法大幅調整鼻頭，不適合蒜頭鼻或朝天鼻的人。	仰頭可能會看到位在鼻小柱下的小疤痕。

電眼、美鼻、豐胸……

術後保養，完美變身零失誤

打在皮膚裡，皮膚摸上去的觸感較為 Q 彈，效果相當自然；缺點就是如果想要俐落的線條，可能難以達到線條分明的期待。

而晶亮瓷主要成分為「生物軟陶瓷」，不需要以保溼幫助維持時間拉長，也不需要特別避開去三溫暖或溫泉等高溫環境，屬於方便使用、較無注意事項的填充材質。由於晶亮瓷摸上去的觸感較硬挺，**比較能夠勾勒出線條與建立大面積的立體度，適合施打於鼻子與下巴。**

術後冰敷、溫敷各不相同

手術後會使用膚色膠帶及熱塑板固定鼻部，以減輕腫脹，約 5 ～ 7 天才可拆除。請記得，術後前三天須按時回診施打消炎針，千萬不要因為偷懶而沒有回診打針。

術後 2 ～ 4 天腫脹較明顯，因此**前七日可多冰敷**，每次冰敷二十分鐘，每次間隔四十分鐘，多冰敷可降低出血率減少瘀青腫脹。**七日後則可溫敷**，每次溫敷十五分鐘，多溫敷可以加速腫脹瘀青消退。

約 7 ～ 10 天會逐漸消腫，要完全恢復約 3 ～ 6 個月；而疤痕淡化約 3 ～ 6 個月，以上所需天數依個人體質會縮短或增減。

術後一個月內別戴眼鏡，以及避免過度揉捏鼻子的動作（如擠痘痘、擤鼻涕、挖揉鼻子或作豬鼻子的動作），同時避免碰撞鼻子，以免影響得來不易的鼻型。一旦有任何疑問或不明腫脹、異常疼痛，都應盡速與施做手術的診所聯絡與回診。

偷偷變美的醫美術後保養術

傷口護理

- 口服藥一天 3 ～ 4 次，若有服用其他藥物或中藥請告知醫生。
- 保持傷口乾燥；縫線處要有薄薄一層的藥膏，以保護傷口。同時避免接觸生水。
- 傷口護理：早晚用消毒棉花棒沾生理食鹽水，以輕壓方式清潔傷口→以無菌乾棉棒擦乾→擦一層薄藥膏。
- 若傷口上有血塊附著，可使用沾有生理食鹽水的棉棒輕壓該處、待血塊軟化，則可輕易清潔舊藥膏及血漬。再用另外一支消毒棉花棒，擦乾傷口，最後塗上薄薄的藥膏。
- 術後 1 ～ 2 週內避免過度用力、提重物或做彎腰的動作（例如撿東西、綁鞋帶），以防增加出血的可能性。

飲食

- 多食用高蛋白的食品（魚、肉、蛋、奶）；一週內禁菸、酒、茶、辣椒等刺激性食物，並且不要食用任何具活血性的中藥，如人參、銀杏等；或是促進血液循環的食品，如Q10。
- 建議可服用倒地蜈蚣草、大丁黃藥水（作法：取倒地蜈蚣草 2 兩，加入 2000 毫升的水，以文火煮到 1200 毫升即可。一次喝 200 毫升，早晚各一次，加熱喝或是放到不冰再喝）。
- 如果傷口腫脹得比較厲害，可以選擇倒地蜈蚣草與大丁黃各一兩，作法及水量同上。如果怕苦可以加入一些甘草，緩解苦味。由於此中藥的藥性較寒，建議不要連續喝超過10 天。也可飲用紅豆未煮開的紅豆水，促進消腫。

打造完美下巴的黃金比例

效果 改變臉型，圓臉變成瓜子臉。

方法 手術：墊下巴、局部麻醉；削骨、全身麻醉；
注射：玻尿酸、晶亮瓷。

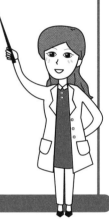

臉型是許多女性的困擾，常常覺得自己臉太圓、臉型太長，或是下巴後縮等問題，積極地想要尋求不同方式解決臉型比例。

許多人夢想著高挺的鼻子，透過各種方法墊起山跟，覺得這樣可以讓自己的眼神更深邃，卻常常忘了臉部輪廓是牽一髮而動全身，需要整體調整的。

因此，很多醫師都會建議消費者，鼻子、下巴通常需要一起處理，才能達到比較協調的臉型。有些人的情況則是因為下巴太短或是後縮的緣故，看起來覺得牙齒突突的或是有雙下巴。

許多藝人明明本人都比一般人還要瘦小、纖細，但上了鏡頭臉被放

大，或是因為臉型比例而不上相。就因如此，我曾碰過一位藝人想要透過微整的方式，讓臉看起來不要這麼大。但是老實說，她的臉真的跟我的手掌一樣大了，只是因為下巴比較短，而看起來有大餅臉的錯覺。

一開始，微整就能滿足她在意的臉型問題，只是施打幾次微整後，她就想一不做二不休，想要尋求手術，讓她的困擾可以一勞永逸。

由於之前施打微整的成功經驗，讓她在選擇手術的下巴模子時，完全不聽醫師勸告，選了一個不適合臉型的尺寸。結果手術後沒幾個月，就被媒體報導關於她的下巴進化史。

有些事情，做了一點點是恰到好處，做多了就會像是走味的咖啡般難以入口。

3分鐘 minute 問醫師關鍵問題 QUESTION ⋯⋯⋯⋯⋯⋯⋯⋯⋯⋯⋯⋯⋯⋯⋯⋯⋯⋯⋯⋯⋯⋯⋯

Q1 自己的臉型比較適合手術還是微整？

A 微整下巴與手術完成的下巴不太一樣，主要分別如下：
✚ 微整下巴：微調、讓臉型看起來較尖；
✚ 手術下巴：適合較後縮的下巴，做完易微翹、臉型較長。
建議先經由醫師評估後，提出建議並決定哪種方式最適合自己的臉型。

Q2 建議適合的下巴形狀？

A 下巴的形狀真的很重要，我看過很多男生原本長相普通，有了好看俐落的下巴後，就變成了金城武（雖然形容誇張了點，但是真的很有型）！自己到底適合哪種形狀的下巴，可以利用自己正面及側九十度的照片，仔細看看自己下巴，並與執刀醫師充分溝通自己想要的形狀與感覺，才能得到夢想中的完美下巴喔！

 想要完美下巴，你有這樣的選擇

完美的下巴比例，從側面看來，鼻頭、下嘴唇、下巴最凸出處的三點，會在同一條線上。許多時候，往往只要調整下巴，就能讓整張變小、變瓜子臉。

調整下巴的方式，可以注射玻尿酸或晶亮瓷等；手術則可以利用墊下巴、削骨等。

目前醫美市場上，墊下巴手術可考慮的材質有矽膠、卡麥拉或人工骨。主要有兩種選擇手術傷口的位置：口內或是下巴的下方。

一般來說，手術位置在口內的好處是手術疤痕不會被發現，但較為疼痛；而且口腔細菌多，需要較注意細菌感染的問題。

若是手術位置在下巴下方，優點則是恢復期短、疼痛度較低，較無感染的問題；缺點則是仰頭的時候，可能會被發現手術留下的疤痕。

完美瓜子臉！偷偷變美的小心機				
	玻尿酸	晶亮瓷	墊下巴	削骨
方式	直接注射。	直接注射。	• 直接以手術方式從嘴巴內放入下巴假體； • 開刀位置也可由下巴下方切口進行； • 局部麻醉。	• 手術傷口在嘴巴裡面，直接削去多餘的下頜骨，改變臉型； • 需全身麻醉。
復原期	幾乎沒有。	可能會有幾天的腫脹。	7～10天後拆線，拆線後需兩週到一個月達到自然。	2～3天拆引流管，需2～3個月後達到自然的效果。
優點	快速。	快速。	永久性。	徹底改善臉型缺點，如國字臉。
缺點	需一直回補。	需一直回補。	只能改善臉部的長度，但是對於國字臉臉型的改善有限。	費用較高；有全身麻醉的可能風險。

　　而削骨不是小手術，應該問清楚相關資訊，了解愈多、心裡也會愈安穩。

　　因為每個醫師所受的訓練差異，大多會發展出自己的一套手術方法。和醫師溝通時，必須詢問醫師：他在你身上使用的手術方式、預計手術時間，以及相關風險有哪些。

　　削骨部分有分上頜骨與下頜骨，手術方法也會影響傷口的位置。

　　一般來說，上頜骨的傷口位置為兩側髮際邊及上牙齦內；下頜骨為口內。而下頜骨手術通常也會在口內的傷口放置引流管，排出組織液與血水，降低血腫與術後感染的狀況。

　　削骨的最大風險來自於麻醉，所以術前的相關檢查是相當重要的，需要進行血液的常規檢查與心電圖的檢查。

　　同時據實告知醫師自己與家族病史，以便麻醉科醫師在為你麻醉時，做出最好的判斷。並且需要進行 3D 頭顱骨的檢查，提高手術過程的精準度。

偷偷變美的醫美術後保養術

- 按時服藥，若服用其他藥物或中藥請告知醫生。
- 用餐後務必做好口腔清潔，使用不含酒精的漱口水漱口，若有殘渣卡於縫線上，使用空針抽取食用水沖洗，再用乾淨棉棒輕柔地移除，以輕壓方式清潔傷口。
- 術後使用膚色膠帶固定下巴以減輕腫脹，約 7 ～ 10 天才可移除。術後前三天須回診施打消炎針；手術後 7 ～ 10 天拆線。

墊下巴

- 術後 2 ～ 4 天腫脹較明顯，就寢時可以墊高頭部減緩不適。完全恢復到最終狀態需 3 ～ 6 個月，再依個人體質增加或減少天數。
- 術後七日內冰敷，每小時冰敷一次、每次 20 分鐘。每次冰敷要間隔 40 分鐘，多冰敷可降低出血、減少瘀青腫脹。
- 一週內盡量採質地柔軟、溫涼的飲食，進食時細嚼慢嚥；嚴禁菸、酒、茶、辣椒等刺激性食物。一週內勿食用任何活血性中藥，以及促進血液循環的食品。
- 可多食用高蛋白的食品，如魚、肉、蛋、奶。

削骨

- 多補充水分。依照醫院診所的指示按時服藥，如有喝消腫茶（如倒地蜈蚣草）須與口服藥間隔一小時。
- 術後兩天盡量全流質飲食；兩天後可換成半固體食物（如稀飯、蒸蛋等）；完全恢復正常飲食須等一個月，但仍應避免吃牛排等較硬食物。吃完東西請務必用無含酒精性的漱口水漱口，避免辛辣、熱及刺激性食物。
- 手術結束會協助戴上頭套，降低術後腫脹，建議前 48 小時不要自行拿下。拆線前建議冰敷，時間、次數依個人承受程度而定。
- 術後前四週避免激烈活動及運動。
- 有不明原因發燒、突然間的腫脹、異常疼痛，請立刻回診。

PART

3

下巴

電眼、美鼻、豐胸……
術後保養，完美變身零失誤

顴骨手術，改變五官輪廓

顴骨高一直是許多東方女性的夢魘，甚至有人認為這是剋夫的面相。有一句俗語：「顴骨高，殺夫不用刀。」表達出顴骨高的女性，看起來就是具有威嚴或是感覺不親近。

常常看到五官算是眉清目秀的女生，但因為顴骨較高的關係，讓人覺得太有壓迫感及威脅感。在韓國，削骨手術被稱為輪廓手術。因為改變臉型，就足以讓整個臉部輪廓產生極大變化，而誤以為其他五官也跟著有所改變。

其實，東方人顴骨體較凸、顴骨弓較寬。顴骨體指的是，眼眶下外側凸起骨頭；顴骨弓，則為顴骨體向外兩側延伸至耳朵前的一節橫骨。

開刀位置，會由口腔內及髮際內開刀，務必詢問醫師，他使用的手術方式，預計手術時間，以及相關風險。

術後數天內，有時口水會不自覺地流下，多與嘴脣及臉頰的腫脹有關。術後無拆線問題，術後一週則應避免低頭加重腫脹。

術後 3 ～ 5 天，不要飲用熱食，熱湯、應以流質或軟爛食物為主，吃完用清水漱口或棉花棒沾水清理口腔。可利用冰袋冰敷雙頰，以減少腫脹程度。

術後 1 ～ 2 個月，建議每天進行張口練習，利用手指一根一根地、循序漸進放入口中。 相關的術後照護，可參考第 141 頁表格「削骨偷偷變美的醫美術後保養術」。

抽脂，
如何雕塑心中完美體態？

效果 塑身，甩開討人厭的脂肪。

方法 傳統抽脂手術、雷射溶脂、水刀抽脂、
超音波抽脂。

電眼、美鼻、豐胸……
術後保養，完美變身零失誤

在現今社會，追求美貌不再是女人的專利，更是許多小三的「福利」。

某次在診所裡，看到一位中年大叔帶著年輕貌美的女性，要求進行大腿抽脂。經過醫師諮詢診斷後，他爽快地付了訂金、對價錢眼睛連眨都沒眨一下。只要求排到最近的開刀日，愈快愈好。診所人員按照需求，安排了抽血檢查，並同時告知若報告出來一切合格，就會在報告出來的一週後開刀。

直到抽血報告出來的當天，診所打電話給那位女性，卻一直沒有人接電話，彷彿整個人就人間蒸發了。正覺得奇怪時，突然有一位熟女推

開診所大門，進來就嚷著要找店長。

「我是○○○的老婆。」熟女突然開口講了這句話。當時，店長愣了一下，心裡一直想著○○○到底是哪位名人……。

故事發展至此就像是八點檔劇情，原來是原配在老公的信用卡帳單裡，發現了一筆金額不小的醫美診所消費紀錄，就此揭穿外遇事件。逼問之下，才知道是另一半帶「小三」進行大腿抽脂。

「我不要你們退費，我只要把手術對象換成我。」她一坐下，雙眼堅定地說了這句話。

「啊？」這倒是嚇傻了店長，她還是第一次聽過有人搶著做手術。

「老公有本事在外面找年輕貌美的小三，我也要讓自己變得更好。」她的一字一字都帶著若有所思的眼神。

店長也不知道該說什麼，就此同意了她的要求，重新安排抽血檢查，排定報告出來後的手術時間。

手術相當順利，改善了她大腿根部的脂肪堆積，褲子至少小了一到兩個尺碼，術後效果她相當滿意。

三個月後，她來電約回診時間，並說要讓大家看看她的近況。回診時，她穿著短裙、踩著紅底高跟鞋，身旁站的是一位至少小她二十歲的小帥哥。而臉上堆滿隱藏不了的笑意……。誰說，只有小三有福利，大老婆的逆襲才驚人呢！

問醫師 關鍵問題
QUESTION

Q1 建議用什麼方式抽脂？

A 抽脂的工具很多，有傳統抽脂、水刀抽脂、超音波抽脂等。每個抽脂方法的優缺點不盡相同，要詢問醫師是以什麼工具進行抽脂，以及為何會建議使用該方式進行抽脂手術。

Q2 傷口的位置在哪裡？

A 請教醫師預計將你的開刀傷口位置擺在何處，盡量選擇能夠藏在衣服裡的位置。若有些部位無法藏到衣服下，可和醫師進一步溝通，找出較不明顯的位置或方法進行，好讓抽脂的痕跡不被明眼人發現。

Q3 預計抽的範圍有多大？

A 與醫師充分溝通心中想要的抽脂範圍，比如說大腿是環抽或是只抽外側線條，才能充分溝通到手術的價位與心中的理想狀態。溝通愈清楚，愈能達到雙方心中設立的結果。

抽脂選項比一比

　　許多女性在心中都會默默想過：自己哪裡又胖了、哪裡少一點脂肪就更好……，而想要利用抽脂來達成夢想。

　　目前美容醫學實行的抽脂方法有：傳統抽脂、雷射溶脂、水刀抽脂、以及超音波抽脂。

　　這幾種抽脂方法有什麼不同？

　　首先，我們應該先理解一個觀念，就是**這些方式都是將脂肪抽出來，只是透過不同的方式抽出，以及不同的方式讓皮膚收緊，降低抽脂後造成的鬆弛及不平整機率。**

　　傳統抽脂，是最早開始的抽脂方式。醫師會先在抽脂的部位，打入大量含有麻藥與止血劑的藥水，等藥物開始發生作用後，使用抽脂管將脂肪剝離，然後以負壓的方式抽出脂肪。

　　不過這樣的方式，只能依靠自己皮膚的彈性、配合運動，讓皮膚收緊到較理想的狀況。而且**傳統抽脂的破**

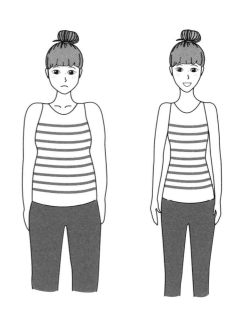

▲ 抽脂的方法有許多種，正確選擇便可雕塑完美曲線。

壞度較高，術後恢復期較長，並且不適合年紀太大或是皮膚太鬆弛的對象，以免因為抽脂而讓皮膚更加鬆弛。也不適合二次抽脂的對象，因為較難處理剝離與皮膚不平整的問題，才會延伸出後來其他的抽脂方式。

雷射溶脂則是以雷射探頭深入皮下組織，利用波長 1064 奈米的銣雅鉻光纖雷射，快速釋放雷射能量，震碎頑固的脂肪細胞、造成脂肪細胞破裂，進而減少脂肪細胞數量，最後在靠自身代謝排出被震碎的脂肪。

由於雷射熱能可以同時縮緊可能因抽脂而鬆弛的皮膚，也可搭配傳統抽脂進行，特別是大面積的抽脂，將脂肪細胞引流出來，才能達到較理想的預期效果。

水刀抽脂被宣稱可以降低術後的疼痛感，以及降低術後的出血與瘀青狀況。原理是透過水柱、直接把脂肪沖刷下來，不像傳統抽脂是將脂肪剝離下來，容易造成出血與大面積瘀青。而透過水柱沖刷脂肪，可以大大降低術後不適感，但仍無法解決術後可能造成的皮膚鬆弛問題。

最後介紹的超音波抽脂，最有名的功能就是雕塑肌肉線條，例如六塊肌、馬甲線等。現在的抽脂不是只抽去多餘脂肪而已，甚至進化到雕刻身上的每一處肌肉線條。除了前面提到的六塊肌、馬甲線外，胸肌線與人魚線也是許多人會選擇的雕塑部位。

超音波抽脂是利用超音波的快速震盪，震碎脂肪細胞、再以負壓方式抽除這些多餘脂肪，出血量跟疼痛度遠遠低於傳統抽脂。

抽脂機器與方法那麼多種，但最重要的是，若想要進行大面積抽脂，需配合醫囑進行血液常規檢查以及實行全身麻醉。一定要主動告知慢性病、遺傳性疾病史，才能確保手術安全。

偷偷變美的雕塑曲線小心機			
	傳統抽脂	**水刀抽脂**	**超音波抽脂**	**雷射溶脂**
原理	直接將脂肪剝離,並進行抽取。	利用水柱沖刷原理,將脂肪剝離。	利用超音波震盪、破壞脂肪。	利用雷射熱能破壞脂肪。
復原期	較長。	較短。	較短。	針對小部位溶脂、恢復期較短。
優點	價格較低。	疼痛度與瘀青均較傳統抽脂低。	• 術後較平整; • 改善皮膚鬆弛現象; • 減少瘀青。	• 改善皮膚鬆弛現象; • 減少瘀青。
缺點	• 疼痛度高; • 腫脹度高; • 可能會有皮膚不平整的問題。	• 可以抽出的脂肪量比較少; • 術後水腫會較明顯。	• 有燙傷的風險; • 可能會有暫時性的淋巴循環不佳,造成血清腫(Seroma)。	• 有燙傷的風險; • 可能有傷及神經的風險。

術後立即穿上塑身衣

術後傷口照護及飲食的方式，和第 135 頁隆鼻的「偷偷變美的醫美術後保養術」相同。一週內禁菸、酒、茶、辣椒等刺激性食物，避免影響傷口癒合。

避免食用任何活血性中藥（如人參、銀杏等）；或是促進血液循環的食品（如 Q10）。可多食用高蛋白的食品，建議飲用倒地蜈蚣草、大丁黃藥水兩天，或是未煮破紅豆的紅豆水，以利消腫。

術後 2 ～ 4 天腫脹較明顯，**術後前七日可多冰敷**，降低出血、減少瘀青。約 7 ～ 10 天會逐漸消腫，完全恢復；疤痕淡化則需 3 ～ 6 個月，個人體質則會影響上述天數的長短。

手術結束時，醫護人員會協助你立即穿上塑身衣，減輕局部腫脹與出血。除了沐浴外，**建議長時間穿著塑身衣 3 ～ 6 個月**，夜晚睡覺時可視情況穿脫。

術後約 10 ～ 14 天，須回診請醫師判斷是否需要拆線。之後在傷口癒合良好的情況下，可以使用溫敷或泡澡，加速代謝循環，以利快速復原消腫。

醫師許可下，術後約 3 ～ 4 週，可針對抽脂部位按摩，或是搭配其他輔助按摩儀器，可讓脂肪分布更均勻、線條更漂亮。可向專業護理諮詢建議保養用品，不要隨意塗擦非醫囑藥品或保養品。

隆乳時，
衛教單上不會寫的事⋯⋯

效果 隆乳，擺脫太平公主。

方法 手術：果凍矽膠、鹽水袋；注射：玻尿酸。

很多女人都有相同困擾，不是胸部太小，就是屁股太大、大腿太粗。因此，我們的工作就是在解決所有女人一天到晚在討論的話題——美麗。

有一次，剛好有個身材勻稱、面容姣好的女生，跟她的男友一起踏進診所。在填寫資料時，我偷偷、仔細地觀察她，猜想對方想要改變或是改善的內容是什麼。女孩填完診所客戶的基本資料後，我看了她勾選想要改善與諮詢的內容是隆乳與抽脂，忍不住瞪大了雙眼。

當天她穿著入時，白色寬鬆襯衫裡搭著黑色小背心，隱約從襯衫裡可看到那深深的「事業線」。牛仔短褲配上白皙的雙腿，腳上的隱形增

高鞋更顯那雙美腿的修長。我實在不明白，具備這樣身材條件的女生為何要走進醫美診所。

「予希老師，我想要做果凍矽膠隆乳。」她很直接地說出來意。

「妳的學生——小安推薦我找妳諮詢，她說妳講話很實在。」好啦，我承認自己講話很直接⋯⋯。

「那我明白了，妳想要做果凍矽膠隆乳？」既然知道是學生介紹過來的，也就不用拐彎抹角，直接切入她想要了解的話題。

我接著大致解釋了手術方式、可能的風險，以及術後照護方式。「關於果凍矽膠隆乳，手術的方式分為二個重點：傷口位置與放置果凍的位置。傷口位置有幾種選擇：腋下、乳暈，胸下緣；而放置果凍矽膠的位置，則有肌肉下與肌肉上。」

當然，這些內容醫師會負責諮詢、詳細說明，以及確認消費者需要與想要的手術內容。但是，當事人不見得都能夠明白與記得這些複雜的注意事項，所以身為諮詢師也必須知道這些專業內容，並在消費者有疑慮或擔心時，第一時間讓他得到回應、感到安心。

除了以上內容的諮詢外，諮詢師也需要了解對方現有的困擾，及心中想要改變成為的樣子。

我靜靜地聽她對於自己胸部的改變需求以及大小。她原本是 B 罩杯，想要用果凍做到大 E，並且強調渾圓的胸型，而非多數女生要求的水滴型。

我依照她提出來的想法，建議了兩個醫師洽談，看她比較喜歡哪個醫師的美感。等到選定喜歡的醫師後，協助安排她與醫師進行手術諮詢

與溝通，並且排定後續檢查與手術時間。

很快地，她做完了手術，當天麻醉退掉時也沒有任何不適。本來以為第一個星期會很不舒服，結果一點感覺也沒有，而且身強體壯到回診拆線也不覺得痛。所以，在她原先安排好的一週假期中，還邀請了朋友到家裡一聚。

這次手術，她非常的滿意，我也就放心許多。可是一個月後，她著急地打給我：「老師，怎麼辦？」電話中說得不清不楚，搞得我摸不著頭緒。

「慢慢說，怎麼了？」我試圖緩和她的情緒。

「我的胸部突然整個好漲，還紅到發紫！」電話一頭，傳來她快要哭出來的聲音。當天，我馬上安排回診，請醫師診斷她目前的狀況。

「妳胸部目前的狀況是血腫，等等先打個針，如果控制的狀況不好，就要開刀把血塊清掉，才不會容易造成莢膜攣縮。」醫師臉色有些沉重，「妳最近做了什麼不一樣的事嗎？來拆線時不是都好好的？怎麼會突然變這樣？」。

她突然漲紅了臉，小聲地說：「因為胸部做完，完全就是我男友想像中的那種胸部，他整個性慾高漲，看到他喜歡我也很開心，所以這兩天就『愛愛』了八次……。」她不好意思抬頭看醫師，只敢用眼睛的餘光看著我……。

雖然，衛教單裡頭沒有寫禁止發生性行為，但是仍註明暫時不要進行「劇烈運動」……，術後的衛教單真的需要看清楚才行呀！

問醫師關鍵問題
QUESTION ....

Q1 隆乳的手術位置會在哪？

 可以做隆乳的傷口位置有腋下、乳暈、胸下線，以及少數人會選擇肚臍。

＋腋下：疼痛度高，但因疤痕是藏在腋下的皺摺處，大多時候術後照護得宜，非疤痕體質的人可以幾乎不留下疤痕。

＋乳暈：適合本身乳暈較大的女性，直徑要超過五公分為佳。由於乳暈皮膚較為嬌嫩，術後照護要特別注意感染問題。優點是不容易被親密愛人以外的人發現動刀，許多女明星都選擇這樣的手術位置。

＋胸下線：疼痛度最低，術後十分好照護，缺點是穿比基尼時可能會被發現。

＋肚臍：由肚臍進入，將鹽水袋放置胸部。優點是可隱藏疤痕，觸感柔軟；缺點是較果凍矽膠脆弱。目前也有一些醫師從肚臍置入果凍矽膠。

Q2 矽膠袋放置胸部哪一層？

A 胸大肌下或是筋膜下各有優缺點。

＋胸大肌下：將胸大肌下緣和肋骨之間的附著點剝離，製造出一個適當大小的胸肌下空間之後，再植入果凍矽膠袋。

優點是有胸大肌的包覆，較不易發生莢膜攣縮。同時，比較不容易摸到果凍矽膠外面的邊緣，比較適合較瘦、乳腺不發達的女性朋友。

但缺點是出血量較大，疼痛感較劇烈，且如果胸肌剝離不完全，可能會不易形成乳溝，製造出來的胸部位置也會過高。

＋筋膜下：將果凍矽膠置於胸大肌的筋膜之下。這個方法的優缺點及適應症近似於乳腺下植入。

和乳腺下唯一不同點在於，由於筋膜張力的作用，乳房上緣的弧度會較接近直線，外觀較自然。但因果凍矽膠無胸大肌包覆，可能支撐力不足、讓果凍矽膠容易下滑，故術後須及早穿戴支撐力良好的內衣，才能避免此後遺症發生。

Q3 使用的是什麼果凍矽膠，光滑面或是絨毛面？
預計放入的大小是多少 CC？

A 光滑面觸感較好，但需配合術後胸部按摩，降低莢膜攣縮的發生。而絨毛面觸感較硬，不過，如果本身有點胸部的女性，可能

就沒有太大差別。優點是不用接受術後胸部按摩，可降低術後照護的不適感。

預計放入的大小，可以請診所提供模擬的內衣試穿，模擬隆乳後的挺度與形狀，確認自己的需求。同時，與進行手術的醫師進行準確與良好的溝通。

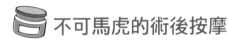

不可馬虎的術後按摩

多數人在做完果凍矽膠隆乳手術後，或許不會像前文中的女生發生相同情況。

不過，一樣需要注意回家後自己要努力的功課——光滑面果凍矽膠術後的胸部按摩以及居家照護，這是千萬不可以馬虎的喔！

光滑面果凍矽膠術後胸部按摩要則：

+ 術後一個月，每天起碼按摩三次、每次雙乳各約 10 ～ 15 分鐘，按摩前可先溫敷已柔軟組織（摸起來不會脹脹或僵硬的手感），以減輕按摩的不適（3 ～ 6 個月內每日至少按摩 2 ～ 3 次；6 個月後每日至少按摩一次）。

+ 利用指尖觸覺找到乳袋邊緣，先以揉壓方式揉軟胸部袋緣。

+ 利用手掌邊緣將兩乳袋向內推，並維持約 1 ～ 2 分鐘（這個動作，

主要是用乳袋撐出皮膚的空間，而非推壓表皮）。以此類推，以漸進式力量在兩乳上，以像「米」字型、從八個方向往內推。每個方向維持 1 ～ 2 分鐘，撐出其空間，可以幫助胸部摸起來較為柔軟、形狀也較為自然。

✚ 術後 10 ～ 14 天，可開始拉筋、作手部爬牆運動（可參考下圖），增加肩關節的伸展角度，並按摩腋下疤痕，以減少疤痕組織增生。

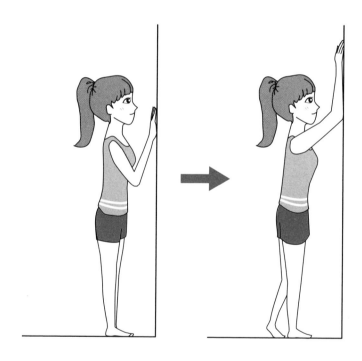

1 手部爬牆運動：面牆站立，把右手輕放於牆面上。

2 想像指尖在牆面往上爬行、慢慢地用力按壓牆壁。再換左手進行即可。

偷偷變美的醫美術後保養術

飲食注意

- 若有服用其他藥物或中藥請告知醫生。
- 一週內禁菸、酒、茶、辣椒等刺激性食物。並禁止食用任何維他命、健康食品、活血性中藥（如人參、銀杏）等促進血液循環的食品。
- 可多食用高蛋白的食品，如魚、肉、蛋、奶。建議可服用倒地蜈蚣草、大丁黃藥水兩天，以促進消腫。

傷口照顧

- 術後三日皆須回診施打消炎點滴；傷口維持乾淨及乾燥，可避免感染發炎。
- 術後 2 ～ 4 天腫脹較明顯，就寢時可以墊高上半身，減緩腫脹不適；7 ～ 10 天會逐漸消腫。
- 術後一個月依醫師囑咐，可能需藉由束胸帶調整胸型，除了沐浴之外，勿擅自脫除。
- 內衣是漸進式穿法，六個月內勿穿鋼絲型內衣；可使用胸貼或是柔軟的運動型胸罩。
- 術後兩週內避免劇烈運動，雙手勿過度伸展拉扯、提重物，以免影響傷口恢復。兩週後，可作手部爬牆或梳頭髮的動作，以加強腋下肌肉的伸展。

電眼、美鼻、豐胸……
術後保養，完美變身零失誤

觸感真實的
自體脂肪豐胸

效果　抽脂後用來豐胸。

方法　手術，抽脂與補脂。

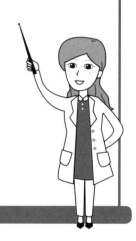

抽脂豐胸，是許多女性認為的一大福音，除了可以除去多餘脂肪，還可以用這些脂肪來填補先天不足的小胸部缺憾。

某次，一對年輕男性與三十多歲的女性，前往醫美診所諮詢抽脂豐胸的手術。這位女性在諮詢之前就已經做足功課，所以很快地跟醫生達成共識，排定了抽脂豐胸需要做的例行檢查以及手術時間。

進行檢查一週後，診所收到報告，但根據報告的內容，很遺憾地必須取消這個手術。

因為抽脂豐胸的例行檢查中，有一個很重要的部分就是乳房攝影，而她在乳房攝影的檢查中，看到了不尋常的鈣化點，診所醫師懷疑可能

是乳癌，必須請她到醫院做進一步的檢查，因此無法進行手術。

記得那一天，她與年輕男友一起來到診所，聽到這個晴天霹靂的消息後，兩個人表現出截然不同的反應與表情。

她聽到消息，先是一驚、愣了一下後，呆滯了好一陣子，依靠著男友就大哭了起來。而她的小男友，眉頭微微皺起，雖然手搭著她的肩膀，但是眼神卻透露出難以言喻的感覺。

一個月後，診所打電話關心她，想知道後來醫院檢查的結果。電話那一頭，傳來沮喪的口氣，除了確診為乳癌初期，她的小男友也跟著切除的乳癌組織一起離開了。

一年多後，我看到她開心地挽著一位跟她年紀相仿的男子走進診所。我趁她男友離開時，關心她這一年多是怎樣度過的。

「當時我很難過，除了知道自己得了乳癌，再來就是當時的男朋友，一聽到醫生診斷我生病，雖然只是初期，但他突然就消失、找不到人了。」她平靜地述說著，而我靜靜地傾聽、想像她當時的心情。

「後來，我是以手術的方式切除部分胸部，雖然對外觀沒有造成太大的影響，但是在我的心裡就像是被切了一個很大的洞。我當時就思考，我要的人生是什麼，我想要的對象是怎樣的人？我很滿意現在的我以及我的生活。」她用堅定的眼神看著我，眼裡有藏不住的幸福感。

改變胸型與大小固然可以帶來自信，但能不能帶來幸福，還是在於自己的一念之間了。

問醫師關鍵問題
QUESTION ··

 我是否適合做這項手術？

 術前檢查是相當重要的，除了要排除是否有乳癌或其他乳房硬塊的問題外，還要檢測是否有足夠的脂肪，或是胸部是否有足夠的空間，得以進行此項手術。這些必備條件，都需要醫師的判斷後，才能進一步進行手術。

Q2 需要抽哪邊的脂肪來進行豐胸手術？

 不是全身脂肪都適合做為抽脂豐胸手術的素材，同時要請醫師判斷自己想抽取脂肪的部位是否有足夠的脂肪量。以及確認心中希望移植的脂肪囤積部位，跟醫師判斷的地方是否相符合。

Q3 可以移植多少 CC 的脂肪到胸部上？

 脂肪不是移植愈多愈好，移植過多脂肪反而會讓存活率下降，甚至造成乳房鈣化或脂肪囊腫產生。一般建議，對於東方女性，單邊胸部移植不要超過 200 ～ 250CC，較為理想與安全。

抽脂又豐胸，真有那麼好？

我常說抽脂豐胸是個「肥水不落外人田」的手術，對於平胸加大腿肥胖的女生而言，簡直是一石二鳥的夢幻手術。可是事情真的如你想得那麼完美嗎？

當然不盡然，一個完美的手術需要有足夠的配合與正確的觀念。

我在診所常看到一種情況，消費者央求著醫師多抽一些脂肪、打在自己的胸部上，心裡幻想著是不是因此能讓自己的 A 罩杯變成 E 罩杯。這樣的想法就會讓自己暴露在醫療危機底下，而導致許多非原本手術預期的現象發生。

抽脂豐胸手術的做法，主要是抽出身上的脂肪，經過離心與醫療處理後，將可用的脂肪透過針筒注射的方式，填充在胸部平坦或是上胸凹陷的位置。

這個手術主要是抽脂與豐胸兩個部分，市場上有些診所打出較低價的方案，大多是只有抽取需要施打的脂肪，而不是同時做抽脂塑身的手術，因此如果自己的期待是要抽脂減肥加豐胸，記得先與醫師溝通清楚，避免後來因為溝通不良而產生不愉快。

如果只有抽取豐胸的脂肪，手術需要的時間就看本身的脂肪好不好抽，大多手術時間大約一個半到兩小時。

如果是抽脂塑身跟豐胸一起的話，就要看抽掉多少部位與多少 CC 數的脂肪，而決定需要多久的手術時間，手術時間從兩小時到八小時都是有可能的。

　　進行自體脂肪豐胸手術後，對於乳房攝影檢查會有些許影響，因此往後進行乳房相關檢查時，請務必告知檢查醫生或報告判讀醫生有做過此手術，以利醫生鑑別診斷（醫生可能會要求自費攝影檢查，如核磁共振等）。

　　可是每個人都適合做這樣的手術嗎？當然不是，就像食物有些人吃了會過敏，手術自然也不是每個人都適合做。

　　像是家族有乳癌病史、乳房已經有纖維腺瘤（Fibroadenoma，乳房的常見良性腫瘤）或纖維瘤（Fibroma）等非正常瘤體，都可能是乳癌的好發族群，就不適合接受抽脂豐胸手術了。如果真的很想豐胸的話，必須要跟醫師事先告知自己的狀況，請醫師建議適合自己健康情況的豐胸方式，才能安全健康的變美。

偷偷變美的醫美術後保養術

傷口照顧

- 依醫囑按時服藥，勿自行停藥。
- 術後不要冰敷，豐胸部位有腫脹感是正常狀況。
- 每天至少傷口換藥兩次，視情況增減。先以棉棒沾生理食鹽水拭淨後，輕輕滾動棉棒，再以新的棉棒沾藥膏、在傷口薄薄擦上一層。若傷口不慎弄溼，必須重複上述清潔動作，務必保持傷口乾燥。
- 豐胸部位有輕微疼痛、瘀青、腫脹感，通常會在治療後 2～4 週漸漸緩解。
- 若出現異常紅腫不退、分泌物或硬塊產生，請盡速回診。

日常生活注意

- 術後一週，請穿著寬鬆或開前襟的衣服，盡量不穿內衣。如有必要也請穿著運動型內衣，或是寬鬆不壓迫的小可愛。
- 術後三個月勿穿有集中托高功能，或有襯墊及鋼圈的胸罩，並且避免趴睡，禁止按、揉、捏或外力壓迫胸部；不要泡湯、泡澡、水療或做 SPA，切勿劇烈運動。
- 術後六個月請維持原來體重，減重將會影響脂肪存活率。
- 術後三個月禁菸，以免影響血液循環，進而影響脂肪存活率。
- 飲食與平時相同，可多吃高蛋白質食物如起司，多給予脂肪養分。或是購買膠原蛋白、雞精等補充營養。

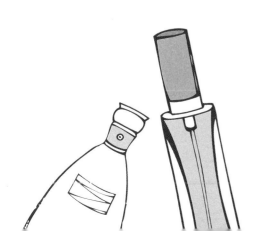

PART 4

跟我這樣做保養，
天天都像做「微整」

「醫美」只能幫到自己前半段，
後半段的照護，還是得靠自己努力！
保溼、補水、防晒……怎麼做才能讓效果維持更久？
日常保養做得好，還能讓人天天都像在家做「微整」！

微整後，
我這樣保養自己

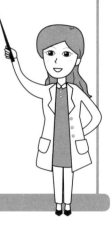

針對 玻尿酸、肉毒桿菌、童顏針熱門注射微整。

保養 面膜、精華油、膠原蛋白等。

常常遇到一種情況，很多人會看著我的臉，問我臉上做了什麼？平常怎麼保養？或者是微整後要怎樣保養，才能維持得長久？看來這些問題，都是大家非常想知道的訊息。

此章節，我將分享自己的經驗，提供「微整後的保養方法」以及我的一天保養方法，除了讓大家的微整可以更自然、更持久外，透過日常的保養，也能天天就像做「微整」喔！

注射玻尿酸，勤保溼、不泡溫泉

注射玻尿酸絕對是一個大家熟悉、最容易入手的選項了。許多人會趁著一小段假期，想要偷偷地讓自己變美，特別是在過年前、領年終時，更適合進行這個注射微整項目。

玻尿酸，可讓臉部輪廓變得更加立體，比如說注射鼻子與蘋果肌，或是讓下巴更長、更尖點，調整臉型的比例可以看起來更秀氣，甚至在視覺上感覺臉變小了。

但是注射完玻尿酸，到底該怎麼保養才能維持？畢竟常常注射玻尿酸，也是一筆不小的開銷。

以下是我的一些保養小祕訣：

✚ 注射三天內，使用冷藏的超保溼面膜敷臉。

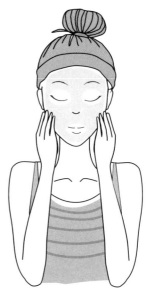

雖然，我建議使用冷藏過的面膜，但是冬天時，使用常溫的面膜就可以了。

建議低溫面膜，主因是皮下組織注射玻尿酸後，打入的部位會較為腫脹不適，**冰敷面膜除了緩解不適、降低腫脹，也可以讓玻尿酸更加膨潤，延長皮下的維持時間。**

▲ 打完玻尿酸，我通常會使用冰涼的面膜，減少腫脹及維持效果。

✛ 一週內，我會使用超滋潤乳霜或是精華油。

大家都知道保水的重要性，所以敷完面膜後，我會使用高油脂成分的保養品來進行鎖水。

不過，要怎樣判斷是否為高油脂成分的保養品呢？除了實際摸上去的觸感外，**高油脂成分的保養品會較為滋潤保溼**。此外，再提供一個簡單的分辨方法：挖一小坨放進冷水裡，如果油脂成分較高，水會變得較為混濁，而且會有一些油脂浮在水面上。

年輕時，我喜歡用一些比較水性與清爽的保養品質地進行保養；但是年紀大了，皮膚表面膠原蛋白的流失，實在讓人害怕形成皺紋，我開始愛上高油脂的保養方法。據我所知有一些皮膚科醫師直接拿凡士林當作保養品，也是同樣的道理。

平常使用的步驟是**先拍上化妝水收斂，然後再使用習慣的精華液均勻塗抹臉部至快到收乾，最後再以滋養的乳霜或是精華油，以畫圈的方式按摩臉部**，這樣就完成日常的保養了。

如果想要更多保養的時候，例如敷面膜或是去角質等，我就會先進行非日常的額外保養，再進行日常保養，就大功告成囉！

在塗抹保養品時，可以搭配一些簡單按摩臉部的手法，可讓水嫩的效果事半功倍喔！像是利用沾溼化妝水的化妝棉，以小螺旋的方式拍按額頭、兩頰、下巴；取大約五塊硬幣大小的乳霜或精華油，依序從下巴、兩頰、眼周到額頭，由內向外畫圓按摩。

此外，完成保養動作後，也可以利用食指側面，從鼻子向外滑推按摩；或是利用指腹的力量，順著眼周按摩，皆可達到活化肌膚、提神活血的作用（相關手法可參考下頁示意圖）。

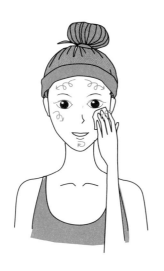 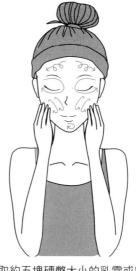

① 用沾溼化妝水的化妝棉，以小螺旋的方式拍按額頭、兩頰、下巴。

② 取約五塊硬幣大小的乳霜或精華油，從下巴、兩頰、眼周到額頭，由內向外畫圓按摩。

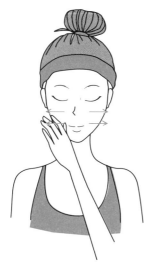 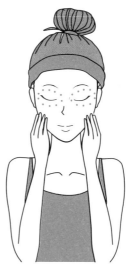

③ 利用食指側面，從鼻子向外滑推按摩。

④ 利用指腹的力量，順著眼周按摩。

跟我這樣做保養，天天都像做「微整」

＋ 平常辛勤使用晚安凍膜、敷著入眠。

打完玻尿酸，除了術後密集保溼保水的保養外，爾後的維護也是要持續進行，才不會需要常「進廠維修」。正確地保養對皮膚一定有所幫助，而非只是為了維持價值不菲的微整形而已喔！

其中，晚安凍膜就是一個非常適合懶人的法寶，只要在睡前做完所有的保養程序，例如化妝水、精華液、乳液後，再敷上一層厚厚的晚安凍膜，就可以去當睡美人了。因為它內含大量的高分子保溼劑、玻尿酸、膠原蛋白等成分，有助鎖住肌膚水分，促進血液循環和新陳代謝。

但是，要記得選擇入眠整夜的**晚安凍膜要「免沖洗」**。市面上很多凍膜是必須要清潔的，敷完 15 ～ 20 分鐘後就要用清水洗掉。如果選擇錯誤，隔天迎接你的不是光滑皮膚，而是毛孔阻塞的大花臉了。

＋ 每天記得喝 3000CC 的水。

基本上，衛教資訊平常就建議大家一天需要喝 2000 ～ 3000CC 的水量，但是一般上班族實在很難達到。可是你想想，既然都花了大錢維修美麗，提醒自己喝足量的水應該不再是件難事。除了可以維持美麗，又可以擁有健康，何樂而不為。

＋ 三個月內，我不泡溫泉。

因為泡溫泉會加強新陳代謝，還會瘋狂地流汗，可想而知，你剛打進去的玻尿酸會因為水分的代謝，而導致流失的速度變快。雖然冬天泡溫泉真的很幸福，但是為了維持長久的美麗，還是忍耐一下吧！

若是覺得手腳太過冰冷，可選擇足浴的方式，既可以達到暖身的效果，又不傷臉上美美的線條，一舉兩得。

 ## 肉毒桿菌除皺，術後三小時不可平躺

雖然，皺紋是歲月的痕跡、我們認真活過的記憶。但是對於愛美的人來說，皺紋絕對不是一個讓人樂見的足跡。

有些人的困擾在於愛笑而導致的魚尾紋，有些人則是因為思考或煩心所產生的皺眉紋，更有些人像是常常做出驚訝的表情（當然不一定是這個形成原因），而揮之不去的抬頭紋。

藉由注射肉毒桿菌除皺後，我通常會這樣進行術後保養：

＋ 術後三小時，千萬別平躺。

肉毒桿菌若使用於除皺，施打的位置會相當表淺且區塊廣泛，因此醫生都會特別囑咐至少三個小時內不要平躺。不然肉毒擴散到其他部分麻煩就大了，不僅無法除皺，還可能笑臉不成變哭臉。

＋ 加強保養，提升皮膚保溼保水功能。

肉毒桿菌的治療原理是：阻斷神經與肌肉間的連結，達到放鬆肌肉（讓肌肉變小）。特別是除皺功能，利用皮膚與肌肉之間的槓桿，放鬆一端的肌肉、停止過度收縮，就變得不容易糾結在一起，進而達到平整效果。

想像一下，原本有皺紋的皮膚，突然之間放鬆、撐開，是不是原本的皮膚紋路會變得更明顯。

如果長久下來已經有凹痕了，容易發生膚色不均勻的狀況，這時候皮膚的水分就顯得十分重要。所以注射**肉毒桿菌除皺後，要特別提升皮膚的保溼保水功能**。

像是勤敷面膜，加上多使用高油脂的保養品進行鎖水的保養工作。除了加強保養臉上肌膚，當然也要多喝水與多吃水果囉！

＋ 改變習慣的臉部表情。

一開始施打肉毒，會很不習慣自己無法做出臉部常有的表情，比如說挑眉或是擠眉弄眼。如果施打的部位，剛好就是你平常表現出比較多的臉部表情部位，可以趁此機會常常練習照鏡子，減少容易產生皺紋的動作。

維持優雅端莊的表情，才能讓肉毒維持的更長久，笑容更加自然。

＋ 保持愉快的心情。

大家都以為愛笑的人才會容易有魚尾紋，但這是錯誤的觀念喔！就算是面無表情，但如果精神壓力過大時，臉部肌肉不自覺地緊張、收縮，就會造成皮膚摺紋，反倒更容易生成皺紋。

所以，不要害怕笑容，笑除了可以讓自己放鬆心情、永保青春，還可以讓周圍的人心情也跟著愉快。

肉毒桿菌瘦小臉，選擇入口食物很重要

東方人的臉型較寬，幾乎每個走進醫美診所的人，都想過瘦臉。平常該如何保養我們的腮幫子，才不會輕易地長出「惡魔的角」呢？

＋ 避免咬硬的食物。

在還沒有使用肉毒桿菌瘦臉前，我幾乎每週都會選購貝果大快朵頤。但若想維持小臉美人，其實貝果或法國麵包都應列為拒絕往來戶。

當時，我因有夜間磨牙的困擾，太累時，就連白天都會恍神、磨牙。有醫生建議我施打肉毒桿菌，降低磨牙的發生機率。那時，醫美還不算盛行，但心想能瘦臉又能解決磨牙問題，實在是一石二鳥的方法。於是，抱著嘗試的心情施打了肉毒桿菌，結果磨牙問題改善了，瘦臉的效果也非常好，意外地脫離大餅臉窘境。

＋ 改掉吃口香糖的習慣。

為了美麗，改掉吃口香糖的習慣吧！

如果真的很喜歡吃口香糖，就減少咀嚼的時間，才能避免咀嚼肌生成。而且若已施打了肉毒，卻沒有改掉平常咀嚼的習慣，效果必會事倍功半。可能不到半年時間，你就要回去診所補打肉毒桿菌，才能維持住想要的效果。

施打肉毒桿菌瘦臉後，並不需要特定的保養方法，算是一個蠻簡易輕鬆的醫美項目。只有**剛打完的兩、三天嚼一下口香糖，可幫助藥劑吸**

收更加均勻與完全。爾後便要改變飲食習慣，不要太常吃需要太用力咀嚼的食物，例如法國麵包或是甘蔗等，就可以讓國字臉不要太快回來找自己囉！

愈年輕時開始預防或微整，愈能預防因為咀嚼肌過度鍛鍊所形成的大臉及肌肉下墜感。肉毒桿菌可有效改善肌肉型臉頰，但臉部咀嚼肌太瘦的人反而不適合，做了反而傷荷包又沒效果，還惹得自己不開心。

注射童顏針，按摩、按摩再按摩

童顏針（也就是 3D 聚左旋乳酸），目前有好幾個牌子在市面上流通販售，使用的原理都是促進膠原蛋白增生。雖然無立即填充的效果，但可讓膠原蛋白漸進式新生、較為自然。

刺激皮膚膠原蛋白生長，需要 1 ～ 3 個月的時間，要有耐心等候變美的時間。

年紀大了，臉上皮膚的膠原蛋白就跟青春一樣，總是一去不復返。而童顏針讓許多愛美人士，找到了重返青春的契機。打完童顏針後，又該如何進行保養呢？

＋ 不可懶惰，勤加按摩。

施打童顏針，醫師都會告訴你沒什麼好特別注意的，但是要勤加按摩。**針對施打的部位，最重要的就是按摩、按摩、按摩**！唯有按摩，才能讓施打的部位，在膠原蛋白增生的時候達到平整的狀態。否則童顏不成，臉上反倒凹凸不平，變成老姑婆了。

曾有學員問我，是否有按摩的最佳時機，基本上「隨時」就是最好的時機點。

　　童顏針是非常需要按摩的美容醫學商品，如果沒有勤勞的按摩，很容易會發生凹凸不平或是效果不彰。千萬不要因為疏於按摩，而造成可怕的後果。

　　而且按摩的方式其實很簡單，只要在施打的部位，以溫柔均勻的力道，用**畫圓的方式進行按摩即可**。看起來雖然不難，但是需要你的耐心與持之以恆，才能達到最好的效果喔！

✚ 補充飲食中的膠原蛋白。

　　補充膠原蛋白，是女人一生中無時無刻都要做的功課，特別是年過三十的女性，不只是鈣質流失，膠原蛋白其實也是會和歲月一起告別的「美顏好友」。

　　所以，請記得隨時補充膠原蛋白，像是食物中的膠原蛋白來源並不少，例如黑白木耳、豬皮蹄筋等，都可多加攝取。而市售的膠原蛋白粉也是會有一些幫助，但是我個人還是推崇「天然的尚好」。

✚ 老話一句，還是多喝水！

　　女人是水做的，同樣地想要美麗，充足水分絕對少不了。

真的有效果媲美「微整形」的保養品？

世界上真的有這麼神奇可以媲美微整形的保養品嗎？答案是有，同時也是沒有的。

我接觸醫美以及保養品的產業十餘年，跑遍世界各地、參訪過無數的美妝研究室，與許多國外的原料原廠進行交流，還是不得不說出這樣的實話。

當然，保養品中的專利有效成分仍是有相當程度的效果，但是真的要達到像醫美這樣注射型的成效，恐怕有些難度。

但若是要達到雷射光療這樣的換膚效果，有些保養品的確是可以達到某些雷射光療儀器帶來的成效。

比如說杏仁酸的換膚，是利用杏仁果的酸度，卻又不像過去一般果酸那樣的刺激、有光敏性，但可以達到一個輕微雷射能夠做到的功能，像是代謝老廢角質以及讓皮膚達到美白的效果。

我認為所謂的醫美，不是只有雷射光療微整形，以及需要動刀的整形手術，而是將現代科技帶入保養美容，達到過去一般保養品到達不了的美容，都能夠稱為醫學美容。也就是這樣，才會有所謂的醫學美容保養品問世。

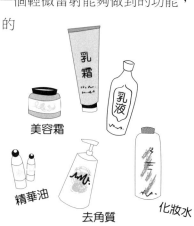

乳霜

乳液

美容霜

精華油

去角質

化妝水

當然不是每個標榜醫美保養品的產品，都能達到一定程度的功效。

但不可否認的是，能夠真正在市場上立足，以及永續經營的醫美保養品，都有他們獨到的醫美功效。無論是在保溼、美白、抗老，甚至是一些特殊護理，都各有翹楚。

最重要的是，我們是否具備基本知識，與清楚分辨自己選擇的醫美保養品，是不是如他們品牌廣告所展示的那樣專業與有效，這才是最重要的。

關於醫美保養品，我個人會選擇有醫師背書，並且真正有研發團隊的品牌，使用效果才能心安。

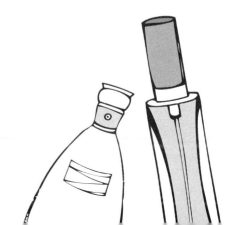

測測皮膚年齡，
選擇你的日常保養品

針對 年輕肌膚、熟齡肌膚或是敏感性肌膚。

保養 根據實際的肌膚年齡，選擇開架式或醫美等級保養品。

多人會問我，平常怎麼保養的？或者偷偷地在心裡想著，我是不是在臉上「動過什麼手腳」。基本上，我跟大多數愛美的朋友一樣，都曾在臉上做了微整形。讓自己因為年紀而漸漸消瘦，以及膠原蛋白流失的臉頰，看起來更加膨潤、年輕。

我當然不再是以前二十出頭年輕時、那般無敵狀態的完美肌膚了，只能多靠一些保養方法，努力讓自己看起來年輕。因為，身分證的數字並不重要，你所表現出的青春樣貌跟體態，才最能說服別人。

年輕的時候，什麼美妝牌子都能用、什麼保養品都不敏感。可惜歲月不止催人老，就連皮膚對環境的保護力也不斷地下降。不管是換季或

是不新鮮食物，總是容易讓人過敏、發紅發癢，難受的程度真令人難熬。

可是保養品要怎樣選擇呢？可以買到保養品的地方實在太多了，不管是藥局、藥妝店或是診所沙龍，到底這些保養品有什麼差別？什麼保養品才適合自己呢？

首先，你要知道自己屬於什麼類型的皮膚，了解自己皮膚的年齡，才能選擇適合自己的保養品。

以下幾個問題，**如果符合自己的狀況超過三項，很可能你已經是熟齡肌膚或是敏感性肌膚**，可能就要考慮醫美等級保養品來呵護自己的寶貴肌膚了。

☐ 皮膚容易過敏發紅，甚至可能會起小紅疹。

☐ 換季時容易脫皮，怎麼保養都沒有用。

☐ 皮膚彈性不好，沒辦法像保養品廣告中的主角，或是小孩子那般具有 Q 彈的皮膚。

☐ 皮膚的紋路愈來愈深，沒表情的時候都看得出皮膚的紋理，像是木偶紋（嘴角下緣處到下巴位置的紋路）或是魚尾紋。

☐ 平價的面膜使用起來都「無感」，一定要用專櫃等級的面膜才覺得有點效果。

如果勾選超過三項，就表示你的皮膚已是熟齡肌膚。這表示一般的保溼、滋潤保養品已不符你的需求了。建議必須藉由更滋潤的保養，與有效成分濃度較高的醫美保養品，來打這場抗老的大戰了！

跟我這樣做保養，天天都像做「微整」

醫美保養品 PK 開架式保養品，你選哪一個？

很多人會問我說：「醫美品牌保養品與開架品牌保養品有什麼不同？是不是所謂的醫美保養品，真的都優於開架品牌的保養品呢？」

我們先來定義什麼是醫美品牌保養品。坊間有許多品牌都自稱是醫美品牌，但是到底怎樣才能算是一個真正的醫美品牌呢？我認為醫美品牌的定義需要幾個要件：

+ **擁有專業背景：**有相關背景的專業人士共同研發，像是相關科別的醫師、藥師，以及美容背景的專業人士。

+ **擁有自己的實驗室：**臺灣有不少知名品牌都沒有自己的實驗室，大多都是依賴工廠代工，而不具有自己的研發能力，卻對外號稱有自己的實驗室。所以選擇優良、安心的品牌，千萬要張大自己的眼睛。

+ **品牌商品中，具有低敏感與雷射術後可以使用的保養品。**

+ **具有願意販售的診所通路：**診所有販售的商品，通常都會經過院內醫師試用過，因此至少可推論醫師是認同此商品的。

+ **添加足夠的有效成分，可真正達到宣稱的效果。**

了解「何謂醫美品牌」後，我們可以進一步去分析：醫美保養品跟開架式保養品最大的差別是什麼？一樣都是保溼作用，為什麼醫美品牌賣得就是比開架式保養品要來的貴上許多？

最主要的差別在於——**研發的過程以及低過敏性。**當然這不表示醫美品牌的保養品就不會過敏，但不可否認地，醫美品牌保養品的過敏率

的確遠遠低於一般開架式的保養品。

　　年輕的時候，皮膚可說是「百毒不侵」，就算是晒傷或是換季脫皮，也是很快就能復原。可是在我們漸漸被時間不留情地拋下後，歲月也是默默地讓包覆在靈魂外頭的軀殼、皮膚，變得更容易受傷敏感了。

　　很多**開架式保養品**，他們的共同問題**不外乎是清潔力過強，再來是因為成本有限，只能選擇便宜的防腐系統**（防腐劑通常不會只加一種，會用搭配的方式進行，全面加強不同菌種的防腐能力，故稱為防腐系統）。缺點就是較為刺激，容易過敏、保溼力不足、有效成分濃度不夠等問題。

　　當然，年輕與強健的肌膚使用是沒有任何問題的。老實說，這樣的皮膚當然相對地省錢、省力。

　　而**醫美品牌保養品**的存在，主要是為了達到**溫和的清潔，研發較不刺激的防腐系統**，配方也較為低敏，保溼力與滲透能力同樣較為卓越。當然最重要的是有效成分的比例，相對於開架保養品要來的高上許多，是**專為熟齡與易敏感肌膚所設計的保養品**。

　　我在求學階段時，因為皮脂腺旺盛，臉上老是泛著一層油光，一天可能都要洗上三、四次的臉。

　　但是，**隨著年齡的增長，皮脂腺的作**

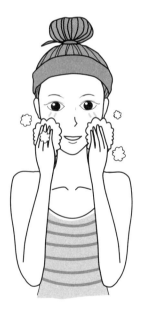

▲ 年輕肌膚與熟齡皮膚，對清潔的感受力大不同。

用就愈來愈疲弱，往往就連一次過度的清潔洗臉，都會讓皮膚緊繃難耐，甚至開始出現乾裂、起紅疹的問題。

加上自己開始接觸醫學美容，靠淨膚雷射去除臉上困擾多年的斑點，縮小 T 字部位較粗大的毛孔。

雖然，我的皮膚變得比之前完美潔淨許多，但不可否認的是因為過多的雷射，以及沒有選擇適當的術後保養品，以至於皮膚在修復期過度的清潔，還有未做到足夠的保溼，讓我皮膚的保水力與屏障能力降低了許多。

直到那時候，我才親身體會到開架式保養品與醫美保養品的差異有多大。

就我自身而言，開始用了醫美保養品之後，就再也回不去那段使用開架保養品的日子了。當你的皮膚急需補水與修復的時候，便能深深體會——原來，高濃度的有效成分以及低敏感性的保養品，在皮膚上達到的效果差異可以這麼大。

當然，年輕健康的皮膚可以先不用急著花費較多的金錢。如果可以讓皮膚持續保持健康與彈力，不用多花金錢購買醫美保養品，對於愛美人士來說，實在是一件相當幸福的事。

平價面膜 PK 專櫃級面膜

　　臺灣人愛敷面膜,已經快不分性別、老少了。而且,面膜的巨大商機已經引起全世界的注意,甚至可以說是臺灣保養品的指標意義。

　　那麼,平價面膜與專櫃甚至醫美等級的面膜,到底有沒有不一樣呢?我想這是許多愛美人士的一大問號。而且面膜到底能不能替代保養品的步驟?還是只要敷了面膜就不需要保養了?類似的保養問題,我相信在很多人的心裡都出現過。

　　首先,我們來談談平價、專櫃、醫美級面膜到底有什麼差異。大家深入了解後,就可以依照自己的需求,去選擇適合自己的皮膚與經濟能力的保養,達到最好的效益。

　　為什麼平價面膜好便宜?

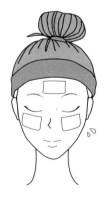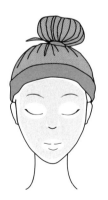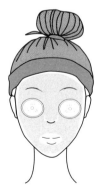

　　我常常教育大家：任何的消費習慣，一分錢絕對是一分貨，天下絕對沒有白吃的午餐。

　　平價面膜，可想而知有效成分一定有差。畢竟，廠商還是以營利為目的，評估成本與獲利，羊毛終究還是出在羊身上。千萬別幻想著用一塊錢買到十塊錢價值的商品。

　　但這不代表平價面膜都不能用，有些人就是很喜歡敷面膜，每天或是隔天就要敷面膜保養的人；或是他本身的皮膚是非常年輕、健康的。很多時候，我們常常說：「年輕就是本錢！」這句話真的一點也沒錯，特別是在美容抗老的環節，更是血淋淋的事實。

　　一般來說，我建議目前還相當**年輕與健康的皮膚**，可以先不用急著花費較多的金錢。因為目前還**不太需要過度的保養進行抗老，可以選擇平價面膜做為日常保養。**

　　偶而需要「急救」的時候，再搭配專櫃或是醫美等級的面膜，節省自己的荷包。

　　以我自身而言（就是熟齡肌膚……），開始用了專櫃跟醫美等級的面膜後，就回不去當小妹妹時、使用平價面膜的日子了。特別是在皮膚急需補水與修復的時候，便能深深體會高濃度的有效成分以及低敏感性的保養品，對皮膚的幫助有多大。

　　所以，要選擇什麼樣等級的面膜，請先根據自己的肌膚狀況判斷。

　　「那我可以只用面膜當保養品就好嗎？其他保養品是不是就可以不

需要使用？」

　　嗯……我真心希望你從來就沒有這種念頭。如果面膜這麼萬能，那這世界上為什麼還需要化妝水、乳液、精華液之類的商品呢？當然就是因為面膜沒有這麼萬能。

　　面膜的保養原理，是透過敷在臉上的面膜，打開皮膚表面的毛細孔，幫助加速吸收精華液。

　　這段過程當中，完全沒有任何收斂跟鎖水的概念，充其量面膜只能說是幫忙保水，但是如果沒有進行鎖水保養動作（像是塗抹乳液或是乳霜），結果可能只是徒勞無功，敷了老半天、效果還是有限。

　　最後要特別提醒的是，面膜是輔助的保養工具，但不是唯一工具，請不要只敷了面膜，就以為保養做完了。這樣錯誤的觀念，可是會讓你的臉愈敷愈乾喔！

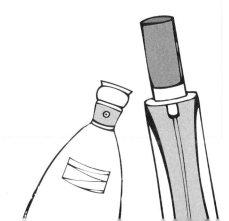

我的一天保養術
──臉部篇

針對 白天保養關鍵、晚間基礎保養及深層修復。

保養 防晒、清潔、化妝水及精華油等。

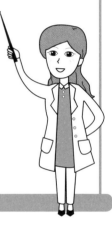

接下來，我將分享自己的日常保養方法，不過，並不會特別介紹或推薦相關品牌。畢竟每個人都有自己偏好的品牌，最重要的還是如何正確選擇及使用的方法。

希望大家都可以利用正確的保養方式，讓自己的每一天都能過得美美的！

我會將日常的保養切成兩大部分：每一天的小保養及每一週的大保養。每一天的保養，分為臉部與身體的部分。並且將日常使用的保養步驟與原則，以條列的方式提供給各位讀者們參考。

早上保養流程，絕對不能少的是……

一早起來，我會使用弱酸性的洗面乳，簡單地清潔一個晚上所累積的油光與臉部代謝物（當然包含眼屎的部分……）。洗完臉後，先以冷水輕輕拍過臉頰，收縮毛孔與提振精神後，再進行臉部的基礎保養。

早上的基礎保養，由於白天會接觸比較多的紫外線，雖然在最後的保養步驟會使用防晒，但為了避免美白成分造成反黑，我會先在臉上輕拍「無任何美白成分」的化妝水，待拍乾化妝水後，上精華液或是乳液。

通常在白天的基礎保養中，我只會選擇一個精華液或是乳液。而近期我的最愛就是精華油了。除了可以節省早上保養的時間，再來就是我發現早上使用精華油保養，不像原本以為的會泛油光，反而有助整天的妝容較為穩定，不會發生早上太乾、下午卻大出油的窘境。

基本上，早上的基礎保養，我只要兩瓶保養品就能搞定。一方面是早上沒有這麼多時間保養，二方面是白天也不需要在臉上擦過多的保養品，因為**白天最重要的保養動作就是——防晒。**

其實，環境對於肌膚最大的傷害，就是來自紫外線中的長波紫外線（UVA）與中波紫外線（UVB），這才是我們要特別去重視的地方。**紫外線會讓皮膚發紅、產生紅斑，甚至色素沉澱等症狀，同時是環境因子中造成我們老化的主要因素。**

因此，每天**早上我的保養重點會放在防晒**，並且依照當天的行程，決定塗上多少防晒係數的防晒品。

而防晒分兩種，化學性防晒及物理性防晒。如果當天的**行程都是在**

跟我這樣做保養，天天都像做「微整」

室內，不會長時間在戶外的話，我會選擇塗上物理性防晒、防晒係數為 SPF 35 的保養品，作為一天的保護。

那什麼是物理防晒呢？

顧名思義，主要是靠物理的原理來進行防晒的程序。物理防晒利用二氧化鈦（Titanium dioxide）或氧化鋅（Zinc Oxide）等粉體，在臉上形成保護膜（可以查看防晒品的成分表，是否出現這兩種），讓紫外線在粉體的保護下被折射，而達到防晒的功能。

若當天安排多是**在戶外走動的行程，我則會選擇化學性防晒**（以化學物質吸收紫外線，質地使用起來較清爽）、**防晒係數 SPF 50，**同時打上一些蜜粉作為膚色修飾，並且搭配陽傘或帽子遮擋強烈的陽光，作為外出時的防晒屏障。

一般來說，通常物理性防晒的潤色效果會較優於化學性防晒，但是物理防晒也比化學防晒稍微悶熱一些，可依據個人和當天氣候來選擇搭配使用。

小心清潔，細紋不會找上門

如果今天只上了防晒，沒有其他多餘的底妝，就不需要過度的卸妝。可以只用卸妝水倒至化妝棉上，直接擦拭臉部。然後使用弱酸性的洗面乳，在手上搓揉出微微的泡沫後，以畫圈方式按摩臉部，卸除一天的灰塵與疲憊，讓皮膚回到重新呼吸的狀態。

倘若今天上了底妝，甚至有較濃重的眼妝時，我會先以化妝棉沾取

卸妝油，先覆蓋在雙眼，讓卸妝油溶解一下眼妝，再進行擦拭。除了卸除眼妝的效果較好，也可保護皮膚較薄的眼周。過度的乾燥搓揉，會讓可怕的細紋悄悄地找上你喔！

在清潔完眼妝之後，再將卸妝油倒至雙手，以洗臉畫圈的方式按摩臉部，將臉上的底妝徹底地按摩、溶解到卸妝油中，然後再用化妝棉擦拭。這樣的動作需要反覆 1 ～ 2 次，直到擦拭的化妝棉上已經沒有底妝為止。

最後，因為臉上覆蓋許多卸妝油，所以再以弱酸性的洗面乳清潔臉部兩次。便可以感覺到自己的臉從布滿油光、洗至清爽水嫩，這樣一來，完整的清潔過程就結束了。

 晚間基礎保養，簡單有效才重要

基礎保養是天天都在做的，所以重點保持在簡單與有效，不然要持之以恆的難度就會提高許多。

我個人對於日常的基礎保養，重點使用是化妝水、精華油、精華液、乳霜以及面膜。

你可能很好奇為何我不使用乳液，主要是以我目前混合性加上敏感肌的皮膚狀況，乳液對我的幫助並不大，所以我省略了這個步驟，提高保養的效率。

以下，我會分享自己如何選擇一天的保養品。建議讀者可以由自己熟悉喜愛的品牌中，找到相對應的保養品喔！

╋ 看成分，再敷面膜。

有些人因為習慣天天敷面膜，所以我會建議選擇使用鎮定舒緩，以及比較清爽保溼的成分即可。另外，**美白的面膜千萬不要天天敷**。每家面膜品牌對於美白商品所添加的成分與濃度不同，建議間隔性的使用比較保險與安全。

要特別提醒一點，在進行雷射光療或是其他換膚療程時，要避免使用美白相關面膜，才能避免反黑或是過敏的狀況發生喔！

╋ 選擇微微稠度的化妝水。

一般人都知道每天清潔完臉部後，要先用冷水拍臉，再用化妝水進行收斂，與卸除未清潔乾淨的殘妝與老廢角質。

我習慣選擇具有**「微微稠度」**的化妝水。大家可能會很好奇，為什麼不選一般液態的化妝水呢？事實上，對於比較敏感的肌膚，直接拍打液態化妝水時，有時候會帶來滲透度太強的刺激感，可是我發現有稠度的化妝水可以減低這樣的不適。

╋ 精華油，調理不乖的皮膚。

精華油，絕對是這幾年保養品界的新寵兒。很多人常常會害怕塗在臉上的東西太油膩、太厚重，或是難以吸收。不過，精華油絕對會是你的好選擇。

因為在年紀漸長、肌膚的膠原蛋白不斷流失的清況下，你會發現自己好像擦什麼保養品，都沒有辦法進到皮膚底層。而且，T 字部位又一

直出油，兩頰卻是乾燥到有點脫皮、甚至起小紅疹，到最後連自己都不知道到底要保溼還是控油。這時候，你可以試試精華油，特別是純植物性的精華油，能夠溫和地調理不太乖巧的皮膚狀況。

我的一日基礎保養——

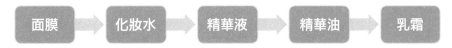

▲ 面膜不需要天天敷，天天敷效果並不會比較好，兩、三天敷一次即可。

一週一次，晚上的深層保養

深層保養的部分，通常我只會一週做一次，如果有閒暇空餘時我則會增加到兩次。

＋ 去角質，選擇對的產品。

很多人問我：「到底要不要去角質？」關於去角質，有許多不同的說法，有些人贊成去角質，同樣有些人反對。當然，過度去角質的確會對皮膚造成傷害，所以重點應放在**審選去角質的方法**。

基本上，我覺得輕微的去角質是有必要的。因為多數人平時卸妝做得並不完全，適當的去角質會有助於清潔，同時代謝一些老廢角質。

建議可以使用**酵素洗顏粉或是綠豆粉**等，都會有輕微去角質的功效；**而內含蒟蒻顆粒的去角質凝膠**也是不錯的選項，同樣是比較不容易刮花

肌膚表面的去角質產品，但記得不要天天使用。

✛ 一週大保養，選擇高濃度、高保溼面膜。

面膜是大家再熟悉不過的深層保養方式，一週一定要進行一次深層滋潤的保養面膜，撫慰一週辛苦的工作，同時為下一週的挑戰做準備。

依照該週的皮膚狀況，通常我**一週內會使用高濃度、高保溼或是美白功能的面膜 1 ～ 2 次**。當然，也是要考量一下自己的荷包，因此使用高級面膜的次數不會太多。

面膜的材質有分很多種，我在一週大保養時，會選擇親膚性與服貼性較高的面膜，加強精華液的吸收能力。例如，親膚性高的水凝膜、生物纖維面膜，或是服貼性高的 3D 剪裁面膜，都是不錯的選擇。

有時候若沒有時間敷面膜，我會換成凍膜，不過要注意，凍膜有分是否需要清洗或不需要清洗的。

需要清洗的凍膜，如果忘記清洗就睡覺的話，隔天絕對是「一大悲劇」，除了臉上會很緊繃難受外，還會亂長一些可怕的痘痘與粉刺，在使用之前一定要搞清楚使用方法喔！

我選用的晚安凍膜，基本上就沒有清洗的問題了，只要敷著睡一晚，隔天起來正常洗臉就可以。

但是以滋潤度來說，我個人覺得大多要清洗的凍膜滋潤度，會比不需要清洗的產品高一些；但是對「懶美人」而言，便利性當然還是不用清洗的比較方便了。

✚ 泥膜，一個月用一次。

泥膜比較常見的成分，不外乎火山泥或是死海泥。我通常是一個月才會使用一次，因為臉頰與 T 字部位的出油程度與保溼度不同，而泥膜大多是用於比較深層的清潔，去油力會比較強一點，所以我會加強在 T 字部位使用。

若臉頰太乾的時候，就不會把泥膜敷在臉頰上。畢竟，多數臉頰的皮膚在正常狀態下，不需要太過度清潔。

上述內容，特別分享了我每天與每週的臉部保養，希望帶給讀者們更正確的臉部保養步驟與方法。

每天享受保養的過程，除了可以讓皮膚一天比一天更好之外，同時對於洗淨一天的喧囂，更是一個重要的儀式。利用每天的基礎保養，做為每一天完美的 Ending 吧！

PART

4

臉部保養

跟我這樣做保養，
天天都像做「微整」

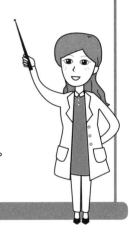

我的一天保養術
——身體篇

針對 脖子、小腿、大腿、腸道功能、手臂。

保養 利用按摩油或乳液,進行重點按摩、敲打。

有不少人會記得保養臉部皮膚,卻忘了身體肌膚年齡的重要性。我們平常在猜測對方的真實年齡時,不是只有看臉部的肌膚,脖子以及手背的肌膚也是很重要的判斷指標。內行人接著會再看小腿正面的肌膚,以及大腿後側的肌膚狀況呢!

這樣看起來實在很可怕,但這就是「血淋淋的真相」啊!接著,我就來分享自己對於身體上可能透露出年齡的肌膚保養方法。

脖子，最難保養的位置

脖子，是我覺得身體最難保養的位置。雖然，先天因素占了絕大因素，但不代表我們就應該放棄保養，因為「只有懶女人，沒有醜女人」！

而且現今 3C 產品盛行，大家愈來愈常當「低頭族」，可是盯著螢幕時，頭部會不自覺前傾，造成肌肉僵硬、老化速度加快，還會加速法令紋、脖頸紋路等討厭細紋一一浮現。

因此，在進行臉部保養的同時，要順便將臉上保養品帶到脖子。讓臉部保養品的有效成分，作為脖子肌膚的基礎保養，而塗抹與按摩的方式就如大家熟知的**由下往上按摩**。

比較不同的是，除了將臉上保養品順勢帶到脖子上，進行身體保養

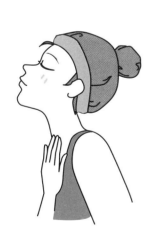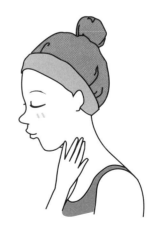

▲ 利用按捏方式，由下往上按，可促進血液及淋巴液流
　動，排出老廢物質、舒緩緊張。

時，脖子要一起再做一次。如此一來，才能真正擊破這個頑強困難的保養位置。這時，可以使用乳液或是其他油脂性較高的保養品（和身體使用的保養品相同），預防及避免透露年齡的脖紋悄悄產生。

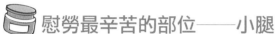 ## 慰勞最辛苦的部位——小腿

身體最辛苦的部位可能就是小腿了，每天除了應付數十公斤的體重外，偶爾還要踩著美麗卻不符合人體工學的高跟鞋，在外頭奔走一整天。每天洗完澡，我習慣從站了一天的小腿開始，進行身體的按摩保養。

我會使用玫瑰果油或有機的橄欖油作為按摩油基底，再針對每天不同的需求，調配不同作用的精油配方，才能更貼近身體真實的需要。如果感覺腿部比較水腫、一整天都在奔波忙碌的時候，我會選擇在純正薰衣草加上天竺葵精油，作為鎮定舒緩與消除水腫的精油搭配。

如果沒有這方面的專業，如何調配適合自己的精油呢？

我建議可以挑選一家信譽良好的精油專賣店，請精油師協助調配，也可以選擇購買市售已經調配好的商品，很多商品其實都已經是有針對症狀的複方精油，可以直接使用。

按摩小腿的方式，我會分為三個步驟：

1. **先以雙手虎口、來回輕輕揉捏**的方式，一邊將精油均勻塗在小腿，一邊放鬆柔軟緊繃一天小腿肌肉。

2. 再來**雙掌服貼小腿後側，輪流從腳後跟往小腿肚方向交替撫滑**。有助放鬆小腿後側的腓腸肌，也就是小腿肚的位置。

3. 最後，**利用雙手虎口扣住小腿，前方為大拇指位置；施力點則放在後方的中指與無名指上**。扣住腳踝後方阿基里斯腱（小腿後側的肌腱），往上滑壓、直至膝蓋後方委中穴（大腿的膕窩橫紋的中點處）。可疏通膀胱經，消除累積在小腿一天的水腫。可參考下方示意圖，在家好好試一試。

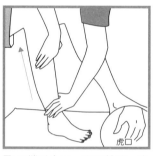

❶ 以雙手虎口，利用精油、來回輕輕揉捏小腿肌肉。

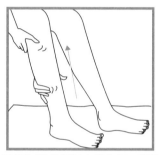

❷ 再以雙掌服貼小腿後側，輪流從腳後跟往小腿肚方向交替撫滑。

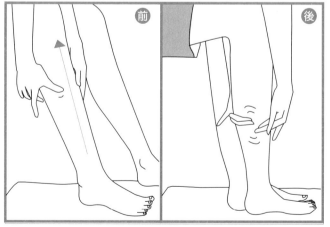

❸ 最後，利用雙手虎口扣住小腿，前方為大拇指位置；施力點則放在後方的中指與無名指上。由腳踝往上滑壓、直至膝蓋後方委中穴。

跟我這樣做保養，天天都像做「微整」

對付難纏大腿，按摩＋敲打

　　大腿，是許多女生在減重、保養時感到最痛苦的部位了。一看到大腿、屁股兩側的贅肉，總是跟自己形影不離又難纏，實在讓人困擾。以下我會分享自己每天按摩、敲打的方法。

　　老實說，如果只使用雙手按摩大腿，力道其實稍嫌弱了點。可是，每天雙手沾取乳液或是按摩油進行大腿按摩，依然是不能少的功課。我喜歡在按摩油或乳液裡，加進橘子或是檸檬類的精油，不只可以稍微消水腫，也有美白的功效。

　　首先，將按摩油均勻塗抹在大腿上，先以雙掌平貼大腿外側，**從膝蓋處往大腿根部、單向按摩滑推；以及雙手圈扣於大腿後側，同樣從膝蓋上方往大腿根部按摩**。以增加大腿皮膚的緊緻與彈力，降低因鬆弛而產生的肥胖紋。

　　除此以外，我偶爾會**使用淋巴體刷疏通大腿內側的肝經；或是使用拳頭敲打大腿外側的膽經**。雖然，剛開始進行時實在很痛，但是連續做了幾天後，疼痛感就會大幅降低，而且明顯感受到雙腿在白天的輕盈度會大幅提升。

　　要特別提醒的是，敲大腿外側的膽經時間，記得要在晚上十一點以前。因為晚上十一點到凌晨一點是膽經的運行時間，依正常的作息時間本來就應該上床睡覺了。千萬不要大半夜的才想要保養身體，那就實在太晚了！

腸道好，肌膚自然水噹噹

多數人只會注意小腹是否凸出，可是腹部和健康、美貌是息息相關的。我個人的經驗是，如果提高腹部的代謝循環，除了可以改善便祕，整個人精神都會變好。

我本身就很容易便祕，雖然每天都有固定吃蔬菜水果，但因為現代人的通病——工作壓力與作息不正常，導致體內環保不太好。而且若是長期便祕，對於皮膚光澤度有相當程度的影響。可以說，**沒有良好的體內循環，皮膚自然難有光采。**

按摩腹部時，同樣要選擇延展性較好的介質，我個人習慣橄欖油加上一些依照當天狀況需要的精油，像是幫助消化的甜茴香，或是幫助代謝的檸檬等。

一開始可能不太習慣，但上手之後，就能利用平常空閒時間，幫助腹部加強代謝功能。

通常我在按摩腹部時，不會使用太複雜的按摩動作，只要記住兩個重點：

1. **由內到外**。多數人在久坐不動、缺乏運動的情況下，大腸蠕動會比較慢，可先進行小腸按摩，藉由小腸來推進蠕動。

   因此按摩的時候，由肚臍周邊

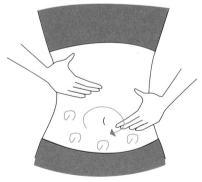

▲ 先按摩肚臍周圍，再向外以順時鐘方式畫圈進行。

開始往外畫圈，才能讓腹部裡的腸子動起來。

2. **順時鐘畫圈按摩**。順著腸子的走向進行按摩，才能改善大多數人便祕的問題。所以，按摩時要記得以順時鐘畫圈的方式進行喔！可參考上頁的示意圖，進行按摩。

完美胸型，靠按摩

按摩胸部時，可以擦上喜歡的精油或乳霜。要記得，進行穴道指壓與淋巴疏通按摩的時候，不要在皮膚表層乾燥時進行，以免因為乾燥造成磨擦反而造成色素沉澱。

按摩的時候，左右乳房都要平均按摩，並以自己能夠接受的力道為主。按壓時力道要輕柔，感覺有一點痠痛感最好。切勿過度按壓，才不會導致乳腺發炎，胸部還沒變美就先有副作用。

如果無法記住一般常見的胸部按摩穴道也沒關係，只要記住以下三個訣竅：

1. **由外往內撥；**

2. **由下到上按摩；**

3. **由下往上進行畫圓。可參考下頁示意圖，在家試一試。**

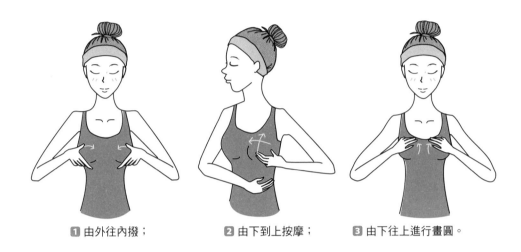

1 由外往內撥；　　　2 由下到上按摩；　　　3 由下往上進行畫圓。

　　重點就是順著肌肉方向往中心按摩，方向錯了可能會愈按、胸部愈走位喔！每天持之以恆地按摩，可以刺激乳腺並且保持胸部氣血循環暢通，藉由按摩還能加強細胞的工作能力。

　　雖然，按摩胸部的好處多多，但是記得**「懷孕期間」及「生理期」最好不要進行胸部按摩**。因為胸部和子宮是互相關聯的器官，在懷孕和月經期間過度按摩胸部，會造成子宮不良收縮以及乳腺發炎，不但胸部沒變大，還會賠了夫人又折兵。

　　雖然我個人是屬於小胸部的女生，但仍是非常重視胸部保養。天生沒有傲人胸圍，只能靠後天的完美胸型。因此我非常推崇胸部按摩，不僅僅只是追求美麗而已，胸部代謝的良好循環跟身體健康非常具有關聯。保持胸部與腋下的淋巴通暢，除了胸型變得更加美麗，整個人的精神也會更好。

手臂，按摩重點在蝴蝶袖及腋窩

終於到了身體保養的最後一個步驟了，想當個美麗的女人真的不容易呀！

保養手臂時，可以利用保養其他部分時剩下的按摩油或乳液。重點按摩的位置，是在手臂的蝴蝶袖以及腋窩的淋巴區域。**雙手抹勻按摩油後，再以掌心將雙手手臂塗滿按摩油，上下來回撫滑即可。**

我之所以將手臂按摩安排在最後面的保養程序，主要是考量到腋窩的淋巴區域。因為淋巴較容易有阻塞與腫脹的情況發生，如果一開始就按摩這個區域，就我個人的經驗而言，實在是痛到不行。因此，才會將這個部分安排在身體保養的最後步驟。除了考量到身體由下往上的保養順序外，還有就是疼痛度了。

腋窩的按摩方式，我會**先用右手手掌包住左手腋窩，再以按捏的手法，往鎖骨的中心移動，一次七下**；然後換邊進行。兩側各做完七下為一個循環，建議一次做四個循環。如此一來，一天的身體保養，就宣告大功告成了。

介紹完全身的保養方法，是不是覺得當一個美女不容易啊？如果沒有辦法天天這樣做身體保養，至少要一週做一次，不然身體的老化是騙不了人的。追求美麗，可是要隨時隨地的！

國家圖書館出版品預行編目資料

美妍保養專家 教你偷偷變美的醫美小心機／沈予希著.
──初版.──臺北市：商周出版：家庭傳媒城邦分公司發
行，民104.07
208面；17╳23公分
ISBN 978-986-272-825-3（平裝）

　　1.整形外科 2.美容手術

416.48　　　　　　　　　　　　　　　　　　　104009567

Beautiful life 46

美妍保養專家
教你偷偷變美的醫美小心機

3大關鍵問題 ╳ **13**種熱門微整 ╳ **7**種變身手術 ╳ 術後保養法，打造無痕自然美！

作　　者—沈予希
企劃選書—何宜珍
責任編輯—呂美雲

版　　權—黃淑敏、翁靜如、吳亭儀
行銷業務—林彥伶、石一志
總 編 輯—何宜珍
總 經 理—彭之琬
發 行 人—何飛鵬
法律顧問—台英國際商務法律事務所　羅明通律師
出　　版—商周出版
　　　　　臺北市中山區民生東路二段141號9樓
　　　　　電話：(02) 2500-7008　傳真：(02) 2500-7759
　　　　　E-mail：bwp.service@cite.com.tw
發　　行—英屬蓋曼群島商家庭傳媒股份有限公司城邦分公司
　　　　　臺北市中山區民生東路二段141號2樓
　　　　　讀者服務專線：0800-020-299　24小時傳真服務：(02)2517-0999
　　　　　讀者服務信箱E-mail：cs@cite.com.tw
劃撥帳號—19833503　戶名：英屬蓋曼群島商家庭傳媒股份有限公司城邦分公司
訂購服務—書虫股份有限公司　客服專線：(02)2500-7718；2500-7719
服務時間—週一至週五上午09:30-12:00；下午13:30-17:00
　　　　　24小時傳真專線：(02)2500-1990；2500-1991
　　　　　劃撥帳號：19863813　戶名：書虫股份有限公司
　　　　　E-mail：service@readingclub.com.tw
香港發行所—城邦（香港）出版集團有限公司
　　　　　香港灣仔駱克道193號超商業中心1樓
　　　　　電話：(852) 2508-6231　傳真：(852) 2578-9337
馬新發行所—城邦（馬新）出版集團
　　　　　Cité (M) Sdn. Bhd. 41, Jalan Radin Anum,
　　　　　Bandar Baru Sri Petaling, 57000 Kuala Lumpur, Malaysia.
　　　　　電話：(603)9057-8822　傳真：(603)9057-6622
商周出版部落格—http://bwp25007008.pixnet.net/blog
行政院新聞局北市業字第913號

美術設計—果實文化
印　　刷—卡樂彩色製版印刷有限公司
總 經 銷—高見文化行銷股份有限公司
　　　　　電話：(02)2668-9005　傳真：(02)2668-9790

城邦讀書花園
www.cite.com.tw

2015年（民104）07月07日初版
定價**320**元
ISBN　978-986-272-825-3

Printed in Taiwan
版權所有‧翻印必究

【就是要讓你偷偷變美！讀者回函抽獎活動】

活動辦法：詳細填妥本書回函卡並寄回（影印無效），就可參加抽獎！
您將有機會抽中【時間寵愛】分子釘極緻修護系列套組！

活動時間：即日起至 2015 年 9 月 13 日止（以郵戳為憑）。

抽獎獎項：【時間寵愛】分子釘極緻修護系列套組，共 10 組。每組**獎品內含**：

【時間寵愛】分子釘極緻修護水 100ml，建議售價 NT$1480；

【時間寵愛】分子釘極緻修護乳 100ml，建議售價 NT$1480。

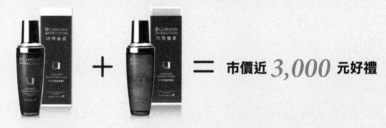

＋　＝　市價近 *3,000* 元好禮

中獎公布：得獎名單將於 2015 年 9 月 18 日公布於城邦讀書花園 www.cite.com.tw，
並以 email 或電話通知中獎者。獎品將於 2015 年 9 月 25 日起陸續寄出。

請沿此處對折，謝謝！

商周出版

10483　台北市中山區民生東路二段141號9樓
城邦文化事業（股）有限公司

商周出版　收

書號：BB7046　　書名：美妍保養專家 教你偷偷變美的醫美小心機　　編碼：

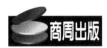 商周出版

讀者回函卡

感謝您購買我們出版的書籍！請費心填寫此回函卡，我們將不定期寄上城邦集團最新的出版訊息。

不定期好禮相贈！
立即加入：商周出版
Facebook 粉絲團

姓名：＿＿＿＿＿＿＿＿＿＿＿＿＿＿＿＿＿＿ 性別：□男 □女

生日：西元＿＿＿＿＿＿年＿＿＿＿＿月＿＿＿＿＿日

地址：＿＿＿＿＿＿＿＿＿＿＿＿＿＿＿＿＿＿＿＿＿＿＿

聯絡電話：＿＿＿＿＿＿＿＿＿ 傳真：＿＿＿＿＿＿＿＿＿

E-mail：

學歷：□ 1. 小學 □ 2. 國中 □ 3. 高中 □ 4. 大學 □ 5. 研究所以上

職業：□ 1. 學生 □ 2. 軍公教 □ 3. 服務 □ 4. 金融 □ 5. 製造 □ 6. 資訊

　　　□ 7. 傳播 □ 8. 自由業 □ 9. 農漁牧 □ 10. 家管 □ 11. 退休

　　　□ 12. 其他＿＿＿＿＿＿＿＿＿＿＿＿＿＿＿＿＿

您從何種方式得知本書消息？

　　　□ 1. 書店 □ 2. 網路 □ 3. 報紙 □ 4. 雜誌 □ 5. 廣播 □ 6. 電視

　　　□ 7. 親友推薦 □ 8. 其他＿＿＿＿＿＿＿＿＿＿＿＿＿

您通常以何種方式購書？

　　　□ 1. 書店 □ 2. 網路 □ 3. 傳真訂購 □ 4. 郵局劃撥 □ 5. 其他＿＿＿＿＿

您喜歡閱讀那些類別的書籍？

　　　□ 1. 財經商業 □ 2. 自然科學 □ 3. 歷史 □ 4. 法律 □ 5. 文學

　　　□ 6. 休閒旅遊 □ 7. 小說 □ 8. 人物傳記 □ 9. 生活、勵志 □ 10. 其他

對我們的建議：＿＿＿＿＿＿＿＿＿＿＿＿＿＿＿＿＿＿＿＿＿

　　　　　　　＿＿＿＿＿＿＿＿＿＿＿＿＿＿＿＿＿＿＿＿＿＿

　　　　　　　＿＿＿＿＿＿＿＿＿＿＿＿＿＿＿＿＿＿＿＿＿＿

請沿此虛線剪下

Beautiful Life

Beautiful Life